全国高职高专护理类专业规划教材（第三轮）

护理临床思维及技能综合应用

第 3 版

（供护理、助产专业用）

主　编　刘　萍　周滋霞
副主编　李　津　孟英涛
编　者　（以姓氏笔画为序）
　　　　王　玮（山东医学高等专科学校）
　　　　王宇霞（天津市泰达医院）
　　　　石秀兰（长沙卫生职业学院）
　　　　刘　萍（天津医学高等专科学校）
　　　　李　津（天津医学高等专科学校）
　　　　周滋霞（江苏医药职业学院）
　　　　孟英涛（山东省肿瘤医院）
　　　　樊晓琴（重庆三峡医药高等专科学校）

中国健康传媒集团
中国医药科技出版社

内 容 提 要

本教材为"全国高职高专护理类专业规划教材（第三轮）"之一，共分为 3 篇，包括护理临床思维训练篇、护理技能综合应用篇、知识链接与探索篇，内容丰富，注重理论与实践相结合，帮助学生将所学知识应用于实际问题中，有助于提高临床思维能力和护理技能应用能力。教材融入了最新的护理理念和前沿技术，有助于培养学生的创新意识和实践能力，提升综合素质，对临床护理人员的思维训练和技能规范也有一定的帮助作用。本教材为书网融合教材，即纸质教材有机融合电子教材、教学配套资源（PPT、微课、视频、图片等）、题库系统、数字化教学服务（在线教学、在线作业、在线考试），使教学资源更加多样化、立体化。方便学习者进行自主学习和巩固练习。

本教材可供全国高等职业院校护理、助产专业师生使用，也可供临床护士及相关专业人员自学和参考，对于在校学生和各级护士培养具有重要的指导意义。

图书在版编目（CIP）数据

护理临床思维及技能综合应用／刘萍，周滋霞主编.
3 版. -- 北京：中国医药科技出版社，2025. 1.
（全国高职高专护理类专业规划教材）. -- ISBN 978-7
-5214-5081-1

Ⅰ. R47

中国国家版本馆 CIP 数据核字第 2025GG9580 号

美术编辑　陈君杞
版式设计　友全图文

出版　**中国健康传媒集团** | 中国医药科技出版社

地址　北京市海淀区文慧园北路甲 22 号

邮编　100082

电话　发行：010 - 62227427　邮购：010 - 62236938

网址　www. cmstp. com

规格　889mm × 1194mm $^1/_{16}$

印张　10 $^1/_4$

字数　294 千字

初版　2015 年 8 月第 1 版

版次　2025 年 1 月第 3 版

印次　2025 年 1 月第 1 次印刷

印刷　河北环京美印刷有限公司

经销　全国各地新华书店

书号　ISBN 978 - 7 - 5214 - 5081 - 1

定价　39. 00 元

获取新书信息、投稿、为图书纠错，请扫码联系我们。

数字化教材编委会

主　编　刘　萍　周滋霞

副主编　李　津　孟英涛

编　者　(以姓氏笔画为序)

王　玮（山东医学高等专科学校）

王宇霞（天津市泰达医院）

石秀兰（长沙卫生职业学院）

刘　萍（天津医学高等专科学校）

李　津（天津医学高等专科学校）

周滋霞（江苏医药职业学院）

孟英涛（山东省肿瘤医院）

樊晓琴（重庆三峡医药高等专科学校）

出版说明

全国高职高专护理类专业规划教材，第一轮于 2015 年出版，第二轮于 2019 年出版，自出版以来受到各院校师生的欢迎和好评。为深入学习贯彻党的二十大精神，落实《国务院关于印发国家职业教育改革实施方案的通知》《关于深化现代职业教育体系建设改革的意见》《关于推动现代职业教育高质量发展的意见》等有关文件精神，适应学科发展和高等职业教育教学改革等新要求，对标国家健康战略、对接医药市场需求、服务健康产业转型升级，进一步提升教材质量、优化教材品种，支持高质量现代职业教育体系发展的需要，使教材更好地服务于院校教学，中国健康传媒集团中国医药科技出版社在教育部、国家药品监督管理局的领导下，组织和规划了"全国高职高专护理类专业规划教材（第三轮）"的修订和编写工作。本轮教材共包含 24 门，其中 21 门为修订教材，3 门为新增教材。本套教材定位清晰、特色鲜明，主要体现在以下方面。

1. 强化课程思政，辅助三全育人

贯彻党的教育方针，坚决把立德树人贯穿、落实到教材建设全过程的各方面、各环节。教材编写将价值塑造、知识传授和能力培养三者融为一体。深度挖掘提炼专业知识体系中所蕴含的思想价值和精神内涵，科学合理拓展课程的广度、深度和温度，多角度增加课程的知识性、人文性，提升引领性、时代性和开放性，辅助实现"三全育人"（全员育人、全程育人、全方位育人），培养新时代技能型创新人才。

2. 推进产教融合，体现职教精神

围绕"教随产出、产教同行"，引入行业人员参与到教材编写的各环节，为教材内容适应行业发展献言献策。教材内容体现行业最新、成熟的技术和标准，充分体现新技术、新工艺、新规范。

3. 创新教材模式，岗课赛证融通

教材紧密结合当前实际要求，教材内容与技术发展衔接、与生产过程对接、人才培养与现代产业需求融合。教材内容对标岗位职业能力，以学生为中心、成果为导向，持续改进，确立"真懂（知识目标）、真用（能力目标）、真爱（素质目标）"的教学目标，从知识、能力、素养三个方面培养学生的理想信念，提升学生的创新思维和意识；梳理技能竞赛、职业技能等级考证中的理论知识、实操技能、职业素养等内容，将其对应的知识点、技能点、竞赛点与教学内容深度衔接；调整和重构教材内容，推进与技能竞赛考核、职业技能等级证书考核的有机结合。

4. 建新型态教材，适应转型需求

适应职业教育数字化转型趋势和变革要求，依托"医药大学堂"在线学习平台，搭建与教材配套的数字化课程教学资源（数字教材、教学课件、视频及练习题等），丰富多样化、立体化教学资源，并提升教学手段，促进师生互动，满足教学管理需要，为提高教育教学水平和质量提供支撑。

前言 PREFACE

护理作为医疗卫生事业中不可或缺的一环，承载着守护生命、促进健康的重要使命。党的二十大指出，把保障人民健康放在优先发展的战略位置，提高人民健康促进水平。随着医学的飞速发展和人们对健康需求的日益增长，护理学科也在不断拓展其内涵与外延，对护理人员的专业素养与综合能力提出了更高的要求。护理教育也逐渐向能力培养转变，强调理论与实践的深度融合及学生综合素质的全面提升。

本教材基于以学生为中心的编写理念，结合现代护理岗位需求，以真实案例为载体，以病情发展为主线，以项目、任务构建教材内容框架，对接岗位新知识、新技术、新标准、新规范，将理论、技能和临床经验紧密结合。在案例推进过程中，以疾病发展创设情景，实现对病情的分析、判断等思维过程，遵循学习者认识规律，注重临床思维和人文素养的培养，提升护理决策能力。在实训项目选择上，均为临床护理实际应用技能项目，并引导学生完成评估观察病情、专科护理、健康教育、心理支持等护理任务，为患者提供安全、优质的护理。同时将思政元素与教材内容相融而行。

《护理临床思维及技能综合应用》（第 3 版）修订内容如下：本版教材共分 3 篇，包含 19 个项目，其下各有多项任务。每个项目增设学习目标，包括知识目标、技能目标和素质目标，素质目标体现思政要素。第一篇增加了血液系统疾病护理案例，并对呼吸、循环及泌尿生殖系统疾病种类进行了补充。在教材格式上进行了大幅度调整，将案例参考答案移入数字资源，于 PPT 中呈现，每个项目增加一个思政案例，将立德树人融入教材，贯穿专业课教学全过程。每个项目最后设目标检测，涵盖各任务内容。第二篇增加了神经系统疾病护理技术应用，在泌尿生殖系统疾病护理技术应用中增加了阴道灌洗技术。第三篇在临床各科常见病护理常规中增加了急性呼吸窘迫综合征等 8 个疾病的护理常规。临床护理常用评量工具中增加了皮肤压力性损伤风险评估等 8 个评量工具。本教材为书网融合教材，即纸质教材有机融合电子教材、教学配套资源（PPT、微课、视频、图片等）、题库系统、数字化教学服务（在线教学、在线作业、在线考试），使教学资源更加多样化、立体化。方便学习者进行自主学习和巩固练习。

本教材可供全国高等职业院校护理、助产专业师生使用，也可供临床护士及相关专业人员自学和参考，对于在校学生和各级护士培养具有重要的指导意义。

本教材由学校与医院编者共同编写，分工如下：第一篇由王宇霞、樊晓琴、周滋霞、刘萍、李津、石秀兰、孟英涛和王玮编写；第二篇由王宇霞、樊晓琴、李津、孟英涛和王玮编写；第三篇由王宇霞、李津、樊晓琴、石秀兰、孟英涛和王玮编写；李津、孟英涛负责审定全书结构，刘萍、周滋霞负责统稿。

尽管所有编者进行了大量的调研并倾心编写，仍难免会出现疏漏，敬请读者不吝赐教，提出宝贵的意见和建议，以便修订时完善。

编　者
2024 年 10 月

CONTENTS 目录

第二篇 护理技能综合应用

项目一　呼吸系统疾病护理案例

学习目标

知识目标：通过本项目的学习，掌握呼吸系统常见疾病的护理评估要点、护理问题、主要护理措施及依据；熟悉呼吸系统常见疾病常见症状、病因及并发症；了解呼吸系统常见疾病的治疗要点。

技能目标：能对病情变化进行分析；能运用护理程序进行护理评估，提出护理问题，制订护理计划，实施护理措施，进行健康教育。

素质目标：通过本项目的学习，树立对慢性呼吸系统疾病患者的同理心，培养对患者的爱心、耐心、细心、责任心。

思政案例1

任务一　支气管哮喘案例

PPT

病历摘要

患者，男性，21岁。因"突发喘息、呼吸困难，自觉呼吸时有哮鸣音2小时"入院。

【情景1】

患者自幼年接触刺激性气体后出现喘息、呼吸困难，经治疗后好转。此次患病因在工作期间闻到刺激性消毒水后出现喘息、呼吸困难，自觉呼吸时有哮鸣音。既往患"过敏性鼻炎"4年。

任务：请收集该患者的病情资料。

【情景2】

患者入院后呼吸困难不能缓解。

入院查体：T 36.2℃，P 80次/分，R 24次/分，BP 120/80mmHg；神志清楚，喘息貌，话语难成句，口唇发绀，皮肤潮湿，无颈静脉怒张。双肺可闻及哮鸣音。心界不大，心律齐，未闻及杂音。腹软，肝脾肋下未触及，双下肢无水肿，未见杵状指。

辅助检查：血常规：RBC 4.8×10^{12}/L，Hb 125g/L，WBC 10.6×10^9/L，中性粒细胞65%，嗜酸性粒细胞8%。痰液检查：痰涂片发现较多嗜酸性粒细胞。胸部X线检查：两肺透亮度增加。血气分析：PaO_2 70mmHg，$PaCO_2$ 28mmHg。

入院诊断：支气管哮喘。

入院后给予患者解痉平喘治疗。

任务1：根据患者目前情况提出主要护理问题。

任务2：对该患者实施相应的护理措施。

相关问题：根据支气管哮喘急性发作时的严重程度分级，该患者哮喘发作时处于哪一级？

【情景3】

入院后遵医嘱给予患者沙丁胺醇0.2mg气雾吸入，以及激素、解痉平喘等对症治疗。

相关问题：如何指导患者使用定量雾化吸入器？

【情景4】

入院第5天，患者症状缓解，呼吸平稳，实验室检查结果未见异常，拟于当日出院。

任务：请对该患者进行出院健康教育。

思考题：尽管哮喘不能根治，但通过有效的哮喘管理，通常可以实现哮喘控制。护理人员在哮喘教育中应如何使患者增强自信心，增加依从性和自我管理能力？

任务二　慢性阻塞性肺疾病案例

PPT

病历摘要

患者，男性，62岁。因"咳嗽、咳黄色黏痰，不易咳出、发热，自服消炎药后症状无改善"急诊轮椅入院。

【情景1】

反复咳嗽、咳痰20余年，晨起时咳嗽，以白色黏痰为主。近5年出现活动后胸闷、气促，休息后可缓解。1周前受凉后咳嗽、咳痰加剧，痰液转为黄色黏稠痰。2天前出现发热，最高时38.8℃，黄色黏稠痰明显增多，不易咳出，伴有呼吸费力、气促加重，平卧时更明显。患者已婚，有吸烟史30余年，每天约1包，不饮酒。

任务：请收集该患者的病情资料。

【情景2】

入院查体：T 37.9℃，P 106次/分，R 30次/分，BP 130/80mmHg；神志清楚，半卧位，口唇干燥，唇舌及肢端发绀，球结膜轻度水肿，颈静脉充盈。桶状胸，语颤减低，呼吸浅快，双肺叩诊过清音，肺泡呼吸音弱，双肺闻及广泛干湿啰音，以中下肺明显。心脏及腹部检查未发现明显异常。下肢无凹陷性水肿。

辅助检查：血常规：RBC 5.6×10^{12}/L，Hb 160g/L，WBC 14.5×10^{9}/L。血气分析：pH 7.42，PaO_2 50mmHg，$PaCO_2$ 45.3mmHg。胸部X线检查：肋间隙增宽，两肺透亮度增加，双肺纹理增粗，双下肺可见片状阴影。

入院诊断：慢性阻塞性肺疾病急性加重，肺感染。

入院后给予患者氧疗、抗感染、化痰止咳等对症治疗。

任务1：根据患者目前情况提出主要护理问题。

任务2：对该患者实施相应的护理措施。

相关问题：

1. 如何对该患者实施正确的氧疗？

2. 患者可能发生哪些并发症？

3. 给予该患者哪些措施可促进排痰？

【情景3】

入院第3天，经治疗及护理，患者病情好转。T 36.6℃，P 90次/分，R 24次/分，但痰液仍较多，护士观察到患者咳嗽浅而无力，导致咳嗽排痰效果较差，并且观察到患者的呼吸方式较为浅快，以提胸张口呼吸为主。

相关问题：

1. 如何指导患者掌握有效咳嗽方法？

2. 如何指导患者掌握腹式缩唇呼吸方法？

【情景4】

入院第 10 天，T 36.1℃，P 88次/分，R 21次/分，BP 130/80mmHg，SPO_2 95%。神志清楚，眼睑结膜无水肿，口唇无发绀，偶有咳嗽咳痰，咳白色稀薄样痰。双下肢无水肿。拟于近期出院。

任务：请对该患者进行出院健康教育。

思考题：COPD 患者因长期患病、社会活动减少等因素，容易失去自信，产生焦虑和抑郁的心理，部分患者因此不愿意配合治疗，护理人员应如何进行心理疏导，帮助患者消除焦虑的心理，树立信心？

任务三　肺血栓栓塞症案例

PPT

病历摘要

患者，女性，40 岁。因"剖宫产术后 1 周突发胸痛，呼吸困难，主诉濒死感"急诊入院。

【情景1】

高龄产妇于 1 周前行剖宫产术，顺利产下一女。产后第 4 天出院，回家后一直卧床休息，很少活动。1 周后在下地如厕时突发胸痛，呼吸困难，主诉濒死感。于是立即到医院就诊。

任务：请收集该患者的病情资料。

【情景2】

入院查体：T 36.8℃，P 112次/分，R 40次/分，BP 85/50mmHg，SPO_2 80%；神志清楚，痛苦面容，呼吸急促。

辅助检查：D - 二聚体 10.3mg/L，血气分析：PaO_2 63mmHg，$PaCO_2$ 45.3mmHg。肺动脉造影显示：血管腔内充盈缺损。

入院诊断：急性肺栓塞。

任务1：根据患者目前情况提出主要护理问题。

任务2：对该患者实施相应的护理措施。

相关问题：

1. 肺血栓栓塞症的危险因素有哪些？该患者发生肺血栓栓塞症的原因是什么？

2. 肺血栓栓塞症的诊断"金标准"是什么？

【情景3】

入院后立即给予尿激酶溶栓治疗。

相关问题：溶栓过程中应密切做好哪些监测？

【情景4】

入院第 14 天，患者生命体征平稳，拟于明日出院。医嘱出院后继续口服华法林抗凝治疗。

任务：请对该患者进行出院后的用药指导。

思考题：急性肺栓塞被称为"沉默的杀手"，近几年在全球发病率逐年升高，如何提升民众对此病的认识及预防，实现全民健康？

任务四　自发性气胸案例

PPT

▶▶ **病历摘要**

患者，男性，18岁，高三学生，校篮球队成员。因"在参加篮球比赛期间突发胸部刺痛，胸闷，呼吸困难"急诊轮椅入院。

【情景1】

患者入院当天下午在进行几场篮球比赛后，突然感到左胸一阵刺痛，继之出现胸闷，以为活动过于激烈所致，即下场休息。半小时后，胸闷症状进一步加重，并出现呼吸困难。老师和同学发现他面色苍白、呼吸费力，即拨打"120"送到医院急诊。既往体健，无类似发作病史。否认呼吸系统疾病病史，无住院及手术史，偶有吸烟，不饮酒。性格开朗，与同学关系融洽。

任务：请收集该患者的病情资料。

【情景2】

入院查体：身高180cm，体重52kg。T 36.2℃，P 110次/分，R 28次/分，BP 105/75mmHg；一般情况尚可，急性痛苦病容，意识清楚，定向力好，浅表淋巴结未及，气管居中，右侧胸部略显膨隆，语颤稍减弱，叩诊过清音，肝浊音界下降。

辅助检查：血常规：Hb 102g/L，RBC 2.88×10^{12}/L，HCT 0.36，WBC 10.4×10^9/L。心电图：窦性心动过速。胸部X线检查：肺透亮度增强，右肺压缩50%。

初步诊断：右侧自发性气胸。

任务：依据患者目前的情况，给予相应的护理。

相关问题：医生为什么考虑气胸？

【情景3】

患者在住院后呼吸困难症状进一步加重，额头冒汗，面色苍白，医生决定放置胸腔引流管进行胸腔闭式引流。

任务1：做好胸腔闭式引流管的护理。

任务2：病情稳定后指导患者进行肺功能锻炼。

【情景4】

患者经胸腔闭式引流后症状逐渐缓解，经治疗1周后肺完全复张准备拔管，2天后出院。

任务1：拔管后对患者进行病情观察。

任务2：出院前对患者进行出院健康指导。

思考题：患者发生气胸后由于疼痛和呼吸困难，会出现紧张、恐惧等情绪反应，导致耗氧量增加而加重呼吸困难和缺氧，此时护理人员应如何在快速救治的同时做好患者的心理支持？

（王宇霞）

任务五　肺癌案例

PPT

病历摘要

患者，女性，68岁。因"因咯血、胸痛伴发热1个月"入院。

【情景1】

患者间断咳嗽、咳痰，于1个月前加重，今日因咳嗽、发热、咯血、胸痛、精神不佳、纳差入院。

任务：请收集该患者的病情资料。

【情景2】

患者平时每天吸烟20支，并有嗜酒史，喜欢吃辛辣食物，年轻时在矿场工作。咳嗽多年，多次以呼吸道炎症治疗，每次治疗后稍有好转，但未根治。最近1个月出现咯血，精神不佳，形体消瘦。

入院查体：T 38.5℃，P 78次/分，R 18次/分，BP 124/90mmHg；意识清楚，胸腹部检查无异常。

辅助检查：CT检查：左肺上叶癌伴有纵隔内淋巴结转移，右胸腔有少量积液；病理检查：低分化性鳞癌。

心理社会状况：患者因咯血而恐惧不安。

入院诊断：肺癌。

与家属沟通后，拟进行保守治疗。

任务1：根据患者目前情况提出主要护理问题。

任务2：对该患者实施相应的护理措施。

相关问题：

肺癌的发病相关因素有哪些？

【情景3】

入院第8天，经抗感染、止血治疗，患者体温正常、停止咯血，拟于当日出院。

任务：请对该患者进行出院健康教育。

思考题：护理肺癌患者时，在患者不知病情的情况下，如何进行指导？

任务六　肺炎案例

PPT

病历摘要

患者，男性，53岁。因"高热、气促、乏力5天"入院。

【情景1】

患者5天前因"受凉"出现咳嗽、发热、气促、乏力。2天前症状加重，出现高热，无法进行正常的工作，于是来院就诊。

任务：请收集该患者的病情资料。

【情景2】

5天前无明显诱因出现发热，体温最高达38.4℃，以午后发热为主，伴畏寒、食欲不振、乏力，出大汗后体温恢复正常。无寒战、胸闷、心悸、胸痛、咳嗽、咳痰。5 天前入院检查：意识清楚，查体双肺呼吸音粗，双下肺可闻及明显湿啰音，其他无异常。门诊查血常规 WBC 增高，拟诊"肺炎"，予以"阿莫西林胶囊 1g tid."治疗。2 天后病情无好转，并出现阵发性咳嗽，咳白色黏痰，量少，于是收入住院治疗。

入院查体：T 38.7℃，P 78次/分，R 28次/分，BP 140/92mmHg；肺部听诊可闻及双侧肺部湿性啰音。其他系统检查未发现明显异常。

辅助检查：血常规：中性粒细胞略有升高；C 反应蛋白 121mg/L，降钙素原 3.4μg/L，肝肾功能和心肌酶学等正常；肺部 X 线检查：双肺纹理增多、模糊；双肺下野少许斑片影、条索影。

心理社会状况：患者因高热不退而恐惧不安。

入院诊断：肺炎。

遵医嘱予以补液、吸氧、抗炎治疗。

任务 1：根据患者目前情况提出主要护理问题。

任务 2：对该患者实施相应的护理措施。

相关问题：

1. 如何评估肺炎程度？

2. 肺炎常见病因有哪些？

【情景 3】

入院第 3 天，患者生命体征正常，饮食、排便恢复，拟于当日出院。

任务：请对该患者进行出院健康教育。

思考题：在治疗过程中，患者得知自己病情，非常担心，每天郁郁寡欢，不配合治疗，护理人员应如何处理？

（樊晓琴）

知识链接

气道净化护理技术

有效排出气道内分泌物是预防和治疗支气管、肺部感染的基本措施。健康成人每天能产生 10～100ml 的气道分泌物，其裹挟有大量经气道吸入的有害物质和病原微生物，通过气道黏液纤毛摆动和咳嗽反射将其清除，防止堵塞和避免感染。当各种疾病导致气道黏液纤毛摆动机制受损及咳嗽能力下降或丧失时，气道分泌物潴留。

气道净化护理技术是一项以一系列无创性、促进气道内分泌物松解并有助于痰液排出的非药物方法的护理技术，目的是保持气道的通畅和改善气体交换。

气道净化技术主要包括叩击、体位引流、自体引流、主动循环呼吸技术、手法辅助咳嗽、机械吸－呼辅助、高频胸壁振荡及正压通气、呼气末正压的应用等。

患者出现下列任一情况时应实施气道净化：①痰量大于 30ml/d 或常规痰量骤减，痰为黄/黄绿/棕褐色等，痰液性质为黏液、脓性且不能充分排出时；②SPO₂或动脉血气显示氧合功能下降、肺部听诊显示啰音、胸片显示炎症浸润等；③主诉痰液不易咳出者（咳嗽峰流速 <270L/min 或半定量咳嗽评分低于 2 分）。

答案解析

目标检测

1. 患者，女性，28 岁。因外出春游去植物园，出现咳嗽，咳痰伴喘息 1 天入院。查体：T 36.5℃，P 90次/分，R 28次/分，BP 110/80mmHg，喘息貌，口唇发绀，在肺部可闻及广泛哮鸣音，该患者可能的诱因是（　　）

   A. 花粉　　　　　　　　B. 尘螨　　　　　　　　C. 动物毛屑

   D. 病毒感染　　　　　　E. 精神因素

2. 患者，女性，62 岁。支气管哮喘病史多年，在提重物时突然出现左胸部疼痛，气促。查体：左侧胸部叩诊呈鼓音，呼吸音减弱，气管向右侧移位。最可能的并发症是（　　）

   A. 自发性气胸　　　　　B. 肺源性心脏病　　　　C. 肺不张

   D. 肺气肿　　　　　　　E. 肺纤维化

3. 患者，男性，60 岁。慢性咳嗽、咳痰 10 年，近两年来劳动时出现胸闷气短，偶有踝部水肿，门诊以"慢性支气管炎合并慢性阻塞性肺气肿"收入院。上述疾病可出现的胸部阳性体征为（　　）

   A. 扁平胸　　　　　　　B. 语颤减弱　　　　　　C. 语颤增强

   D. 心浊音界扩大　　　　E. 胸部呼吸运动增强

4. 患者，男性，75 岁。慢性咳嗽咳痰 18 年，近两年来轻度活动后出现气短。近两日感冒后病情加重，咳脓痰且不易咳出。以"慢性支气管炎合并慢性阻塞性肺气肿"入院治疗。该患者应采取的给氧方式为（　　）

   A. 间歇给氧　　　　　　B. 酒精湿化给氧　　　　C. 高压给氧

   D. 低浓度持续给氧　　　E. 高浓度持续给氧

5. 患者，女性，45 岁。长期采用药物避孕。国庆节期间全家自驾去新疆旅游，由其丈夫驾车。返回时因赶时间中途未休息，6 小时后突发呼吸困难、气促、胸痛。立即到附近医院就诊，实验室检查：D－二聚体 900μg/L。此患者所患疾病可能性最大的是（　　）

   A. 自发性气胸　　　　　B. 哮喘急性发作　　　　C. 急性呼吸窘迫综合征

   D. 急性大面积心肌梗死　E. 肺血栓栓塞症

6. 患者，女性，62 岁。被诊断为肺癌晚期，骨转移。化疗后食欲极差，腹部胀痛，夜间不能入睡。近 3 天内，常有少量粪水从肛门排出，有排便冲动，但不能排出大便。该患者最可能出现的护理问题是（　　）

   A. 腹泻　　　　　　　　B. 便秘　　　　　　　　C. 肠胀气

   D. 粪便嵌塞　　　　　　E. 排便失禁

7. 患者，男性，34 岁。突起畏寒、高热伴胸痛 2 天，以肺炎链球菌肺炎收入院。胸部 X 线检查：左下肺野大片炎性阴影。住院期间患者体温40.5℃，脉搏细数，血压 90/60mmHg。护士应特别警惕的是（　　）

   A. 晕厥　　　　　　　　B. 休克　　　　　　　　C. 昏迷

   D. 惊厥　　　　　　　　E. 心律失常

（王宇霞）

重点小结

项目二 循环系统疾病护理案例

学习目标

知识目标： 通过本项目的学习，掌握循环系统常见疾病的护理问题和护理措施；熟悉循环系统常见疾病的临床表现；了解循环系统疾病常用的辅助检查。

技能目标： 能运用护理程序对循环系统疾病患者进行护理评估，提出护理问题，制订护理计划，实施护理措施，进行健康教育。

素质目标： 通过本项目的学习，树立以患者为中心的职业观念，养成关爱患者、促进全民健康的职业意识，以及敬佑生命、救死扶伤的职业精神。

思政案例2

任务一 急性心肌梗死案例

PPT

病历摘要

患者，男性，55岁。因"胸骨后持续性疼痛3小时"入院。

【情景1】

患者于3小时前因情绪激动出现胸骨后疼痛，呈压榨性，并向左肩部放射，有濒死感，休息与含服硝酸甘油均不能缓解，伴大汗，无心悸、气短。

任务： 请收集该患者的病情资料。

【情景2】

患者既往无高血压和心绞痛病史，无药物过敏史。吸烟20余年，每天1包。

入院查体：T 36.8℃，P 100次/分，R 18次/分，BP 130/70mmHg；急性痛苦病容，皮肤无皮疹和发绀，浅表淋巴结未触及，巩膜无黄染，颈静脉无怒张，叩诊心界不大，心率100次/分，有室性期前收缩5~6次/分，心尖部闻及第四心音，未闻及杂音和心包摩擦音，肺部听诊无啰音，腹平软，肝脾肋下未触及，下肢无水肿。

辅助检查：心电图：Ⅱ、Ⅲ、aVF导联ST段抬高呈弓背向上型、QRS波呈Qr型、T波倒置，室性期前收缩。血清心肌标志物检查：肌酸激酶同工酶28.45ng/ml、肌红蛋白105ng/ml、肌钙蛋白22μg/L。

心理社会状况：患者因胸痛剧烈、持续时间长而有濒死感、恐惧感。

入院诊断：急性下壁心肌梗死。

入院后给予患者吸氧、心电监护、止痛和溶栓治疗。

任务1： 根据患者目前情况提出主要护理问题。

任务2： 对该患者实施相应的护理措施。

相关问题：

1. 常见血清心肌标志物的临床意义是什么？

2. 患者在进行溶栓时，需要重点观察哪些内容？

【情景3】

遵医嘱给予溶栓药链激酶 150 万单位，1 小时内滴完，溶栓结束后患者突发室颤，经除颤、胸外按压等急救处理后患者转为室性期前收缩，血压 80/50mmHg，给予补液、升压治疗。2 小时后胸痛有所缓解，继续用吗啡缓解心前区疼痛，抗血小板，抗凝治疗，静脉滴注利多卡因维持。

相关问题：

1. 卧床期间如何协助患者保持大便通畅，避免用力排便？

2. 室颤时心电图的特点是什么？

【情景4】

入院第 12 天，患者生命体征平稳，无胸痛，实验室检查结果未见异常，拟于当日出院。

任务：请对该患者进行出院健康教育。

思考题：在急性心肌梗死患者的护理中，如何体现"时间就是生命、时间就是心肌"的急救意识，护佑患者的生命安全？

任务二　高血压案例

PPT

>> 病历摘要 //

患者，女性，67 岁。因"剧烈头痛、视物模糊 2 小时"入院。

【情景1】

患者 2 小时前在厕所用力排便，起身时感觉剧烈头痛、视物模糊，伴有恶心，随即呕吐 1 次，呕吐物为胃内容物，家人立即将其送到医院急诊。

任务：请收集该患者的病情资料。

【情景2】

20 余年前患者体检时诊断为高血压，此后间断服用"卡托普利"，血压波动于 140～170/90～110mmHg。平时偶有头晕、失眠，从事日常活动无明显不适。近 2 天来，因家中药物服完未及时配药，感头晕、头痛加重且睡眠差，未测血压。入院 2 小时前，患者用力排便后突发剧烈头痛、视物模糊，于是来院就诊。

入院查体：T 37.1℃，P 110次/分，R 28次/分，BP 190/110mmHg。神志清楚，烦躁不安，听诊心率 110 次/分，律齐。主动脉瓣听诊区第二心音亢进。

辅助检查：心电图：窦性心动过速，左心室肥大。胸部 X 线、头颅 CT 未见异常。

心理社会状况：因高血压病程长，担心出现并发症，患者平日常感紧张、忧虑。本次病情较重，患者出现焦虑心理。

入院诊断：原发性高血压、高血压急症。

入院后给予患者镇静、降压治疗。

任务 1：根据患者目前情况提出主要护理问题。

任务 2：对该患者实施相应的护理措施。

相关问题：

1. 与高血压相关的环境因素有哪些？

2. 高血压的并发症有哪些?

【情景3】

入院第 7 天,患者生命体征平稳,无头痛、头晕、乏力,拟于当日出院。

任务:请对该患者进行出院健康教育。

思考题:高血压是我国最常见的慢性病,但是高血压的知晓率、治疗率、控制率较低。作为一名护理人员,应如何发挥专业特长,提高民众对高血压的正确认知,为促进全民健康添砖加瓦?

任务三　心力衰竭案例

PPT

病历摘要

患者,女性,36 岁。因"劳累后气短 3 年,下肢水肿 6 个月,加重 2 周"入院。

【情景1】

患者 3 年前出现活动后心慌、气短,休息后减轻,夜间偶有胸闷、憋气,坐起 10 余分钟后可缓解。近 6 个月心慌、气短发生频繁,从事日常家务即感胸闷、气短伴咳嗽,咳少量痰,痰中偶有血丝。每遇"感冒"后加重并出现双下肢水肿。曾用青霉素、呋塞米、地高辛等药物治疗。

任务:请收集该患者的病情资料。

【情景2】

患者 2 周前受凉后,心慌、气短再次出现,夜间无法平卧,双下肢水肿加重。入院查体:T 38.0℃,P 108次/分,R 28次/分,BP 120/70mmHg;神志清楚,端坐位,呼吸急促,双颊暗红、口唇发绀,颈静脉怒张。双肺可闻及细湿啰音,心尖搏动位于第 5 肋间左锁骨中线外 0.5cm 处,心浊音界向左扩大。心率 120次/分,心律绝对不齐,第一心音强弱不等,心尖区可闻及舒张中晚期"隆隆样"杂音。肝肋下 3cm,质地中等,有压痛,双下肢中度凹陷性水肿。

辅助检查:心电图显示心房纤颤。胸部 X 线显示心影增大呈梨形,肺动脉段突出,双肺淤血。超声心动图显示左房增大,右室增大,二尖瓣开口面积 1.1cm²,未见明显反流,心房内未见明显血栓征象。

心理社会状况:患者因长期疾病折磨、体力活动受限而有焦虑、抑郁心理。

入院诊断:风湿性心脏瓣膜病、二尖瓣狭窄、慢性心力衰竭、心功能Ⅳ级。

入院后给予患者抗感染、强心、利尿治疗。

任务 1:根据患者目前情况提出主要护理问题。

任务 2:对该患者实施相应的护理措施。

相关问题:

1. 心功能如何分级,如何根据心功能分级指导患者活动?

2. 医嘱予以洋地黄、呋塞米等药物治疗,洋地黄中毒的表现有哪些?一旦发生洋地黄中毒,该如何处理?

【情景3】

入院后第 3 天,患者自行调快输液滴速,突发呼吸窘迫,R 35次/分,端坐呼吸,口唇发绀、大汗淋漓,咳粉红色泡沫痰。迅速给予高流量吸氧、吗啡镇静、硝普钠扩血管、洋地黄强心治疗。1 小时后患者情况稳定。

相关问题： 此时该患者发生了什么病情变化，该如何进行急救护理？

【情景 4】

入院第 10 天，患者生命体征平稳，自动体位，体温正常，无胸闷、心悸，呼吸平稳，拟于当日出院。

任务： 请对该患者进行出院健康教育。

思考题： 心力衰竭患者的家属可因长期照顾患者而产生沉重的身心负担，或忽视患者的心理感受，加重患者的抑郁、孤独情绪。护理人员该如何帮助患者家属调节身心，以更好地适应照顾者的角色？

（周滋霞）

任务四　先天性心脏病案例

PPT

病历摘要

患儿，女性，4 岁。因"咳嗽、发热 1 天"入院。

【情景 1】

患儿，经常感冒，不喜动，哭闹后口唇、甲床发绀。因受凉咳嗽，发热 1 天，今晨发热至 40℃，入院。

任务： 请收集该患者的病情资料。

【情景 2】

入院查体：身高 78cm，体重 12.5kg，T 40.3℃，P 78 次/分，R 28 次/分，咳嗽，肺部有固定湿啰音。胸骨左缘第三肋间可触及轻度震颤，听诊在胸骨左缘第三、四肋间听诊可闻及收缩期喷射性杂音（Ⅲ级以上），肺动脉瓣第二心音无亢进及分裂。腹平软，肝脾未触及，全腹无压痛。

心脏彩超检查：先心病、室间隔缺损（膜周部），二尖瓣少量反流。胸部 X 线检查：肺动脉段凸出，左右心室增大，左室为主，肺血流量增多，为二尖瓣型心影。

心理社会状况：患者家长恐惧不安。

入院诊断：1. 先心病：室间隔缺损；2. 支气管肺炎。

遵医嘱积极抗感染治疗，择期手术。

任务 1： 根据患者目前情况提出主要护理问题。

任务 2： 对该患者实施相应的护理措施。

相关问题：

1. 先天性心脏病的病因是什么？

2. 先天性心脏病的治疗原则是什么？

【情景 3】

入院第 5 天，患者肺炎控制，于入院后第 9 天行室间隔缺损封堵术。

任务： 请对该患者及家长进行活动管理的健康教育。

思考题：在护理先天性心脏病患者时，具备哪些能力和素质，才能提高护理质量，保护患者安全？

（樊晓琴）

知识链接

心脏再同步化治疗的临床进展

心脏收缩失同步是慢性心力衰竭患者心功能恶化的重要因素之一。心脏再同步化治疗（cardiac resynchronization therapy，CRT）是通过起搏的方法改善患者的电－机械收缩同步性，提高心脏的泵血效率，从而缓解症状，改善患者的生活质量及远期预后。传统 CRT 方法主要指双心室起搏，临床应用已有二十余年历史，可改善患者心功能，降低心衰患者的再住院率及病死率，是目前大多数中心实施 CRT 的主流方法，各种指南均给予高级别的推荐。近年来，希氏束起搏及左束支起搏，可恢复生理性的传导模式，在改善及恢复患者的同步性方面展示出潜在的应用前景。新型 CRT 设备还具有更长的电池寿命和更小的体积，使患者的舒适度和生活质量得到进一步提高。CRT 为患者提供了更有效和更个性化的治疗选择，各种 CRT 手术方法并不矛盾，各具优势、互为补充。但未来仍需开展大规模、随机对照临床研究，评估 CRT 对患者长期生存和心功能的影响。

目标检测

答案解析

1. 患者，男性，52 岁。因胸骨后压榨性疼痛半天急诊入院。心电图示急性广泛前壁心肌梗死。导致该患者 24 小时内死亡最可能的原因是（　　）
   - A. 右心衰竭
   - B. 心源性休克
   - C. 心室颤动
   - D. 心脏破裂
   - E. 感染

2. 患者，男性，62 岁。突然出现心前区疼痛伴大汗 3 小时，急诊就医，心电图示：$V_1 \sim V_5$ 导联出现 Q 波，ST 段弓背向上抬高，诊断为急性心肌梗死。应用尿激酶治疗，其作用在于（　　）
   - A. 调节离子代谢
   - B. 疏通心肌微循环
   - C. 溶解冠状动脉内粥样硬化斑块
   - D. 减少心律失常
   - E. 溶解冠状动脉内的血栓

3. 患者，女性，59 岁。因急性心肌梗死入院，予以急诊冠脉介入治疗，术后返回病房。以下急性心肌梗死急性期护理措施中，不正确的一项是（　　）
   - A. 严格控制输液量和滴速，维持静脉通道的畅通
   - B. 便秘时给予开塞露、硫酸镁导泻或高压灌肠
   - C. 限制探视
   - D. 饮食应低钠低脂、少量多餐
   - E. 备好急救药品和仪器

4. 患者，男性，50 岁。患高血压 5 年，近 3 天工作劳累，感觉头痛、头晕、恶心呕吐，测血压 200/130mmHg。该患者的首要护理问题是（　　）

A. 潜在并发症：脑血管意外　　　B. 体液过多　　　　　　　C. 知识缺乏

D. 活动无耐力　　　　　　　　　E. 疼痛

5. 患者，男性，55 岁。确诊为"原发性高血压"，血压 170/105mmHg，并发冠心病及脑动脉硬化。患者药物治疗的原则不包括（　　）

A. 从小剂量开始　　　　　　　B. 静脉用药快速降压　　　C. 个体化治疗

D. 优先选择长效制剂　　　　　E. 联合用药

6. 患者，男性，66 岁。因头晕、心悸 1 年余，加重 2 天就诊。体检：血压 180/100mmHg，考虑为原发性高血压。患者同时伴有支气管哮喘，下列降压药物不可使用的是（　　）

A. 氢氯噻嗪　　　　　　　　　B. 硝苯地平　　　　　　　C. 卡托普利

D. 普萘洛尔　　　　　　　　　E. 氯沙坦

7. 患者，男性，74 岁。单纯收缩期高血压，规律服药，今晨起床时出现头晕、眼花、恶心，此时应采取的措施是（　　）

A. 立即吸氧　　　　　　　　　B. 服用镇静药　　　　　　C. 立即平卧

D. 增大降压药剂量　　　　　　E. 减少降压药剂量

8. 患者，女性，68 岁。有"慢性心力衰竭"病史多年，长期服用地高辛、异山梨酯、氢氯噻嗪、美托洛尔等药物治疗。今日诉乏力、腹胀、心悸。心电图示：U 波增高。应考虑为（　　）

A. 低钾血症　　　　　　　　　B. 高钾血症　　　　　　　C. 高钠血症

D. 低钠血症　　　　　　　　　E. 低镁血症

（周滋霞）

书网融合……

重点小结

项目三 消化系统疾病护理案例

学习目标

知识目标：通过本项目的学习，掌握消化系统常见疾病的护理问题和护理措施；熟悉消化系统常见疾病的临床表现；了解消化系统疾病常用的辅助检查。

技能目标：能运用护理程序对消化系统疾病患者进行护理评估，提出护理问题，制订护理计划，实施护理措施，进行健康教育。

素质目标：通过本项目的学习，树立以患者为中心的职业观念，养成关心、关爱患者的职业意识，以及爱岗敬业、严谨慎独的职业精神。

思政案例3

任务一 消化性溃疡案例

PPT

病历摘要

患者，女性，50岁。因"腹痛、黑便、头晕"入院。

【情景1】

患者今晨起突然排出大量柏油样黑便，伴有上腹部持续疼痛，便后出现恶心、头晕、心悸、无力，由家人送至医院急诊。

任务：请收集该患者的病情资料。

【情景2】

患者于6年前因上腹部疼痛于本院就诊，诊断为胃溃疡，治疗不详。近6年多次反复发作，均于药物治疗后好转。每次疼痛多于餐后发作，1~2小时缓解，今晨起突然上腹疼痛持续并加重，伴有头晕、黑便入院。

入院查体：T 36.1℃，P 115次/分，R 20次/分，BP 85/50mmHg；意识清楚，面色苍白、出冷汗、四肢湿冷，腹部稍胀，未见胃肠型及蠕动波，上腹有轻度压痛，无反跳痛及肌紧张，肝脾未及，移动性浊音（-），肠鸣音亢进。

辅助检查：纤维胃镜检查：胃窦部小弯侧见一溃疡，溃疡面出血。

心理社会状况：患者因突发黑便、上腹疼痛加重而恐惧不安。

入院诊断：胃溃疡并发出血。

入院后遵医嘱给予患者以补液，静脉滴注止血、抑酸药物治疗。

任务1：根据患者目前情况提出主要护理问题。

任务2：对该患者实施相应的护理措施。

相关问题：

1. 消化性溃疡出血的诱因有哪些？

2. 根据该患者表现，其出血量约为多少？

【情景 3】

入院第 8 天，患者出血停止、腹痛减轻，生命体征正常，饮食、排便恢复，拟于当日出院。

任务：请对该患者进行出院健康教育。

思考题：在护理大出血患者时，具备哪些能力和素质，才能提高护理质量，保护患者安全？

任务二　肠梗阻案例

PPT

病历摘要

患者，男性，68 岁。因"腹痛、腹胀 3 天"入院。

【情景 1】

患者入院前 3 天无明显原因突然发作全腹疼痛，以右下腹部最为明显，伴有肠鸣音亢进及腹内窜气感，发生多次呕吐。

任务：请收集该患者的病情资料。

【情景 2】

患者疼痛为阵发性绞痛，伴多次呕吐，开始为胃内容物，之后出现粪臭味。发病以来饮食不佳，食量较前明显减少，有 3 次少量排气排便，尿少。

入院查体：T 38.0℃，P 122 次/分，R 24 次/分，BP 103/58mmHg；急性病容，意识清楚，皮肤巩膜无黄染，皮肤干燥、弹性差。心肺未见明显异常，腹部轻度膨隆，无肠型及蠕动波，全腹触诊柔软，遍布广泛轻压痛，无反跳痛及肌紧张，未触及包块，肝脾不大，Murphy 征（－），叩诊鼓音，移动性浊音（－），听诊肠鸣音高亢，15 次/分，有气过水声。肛门指诊未触及包块，指套退出无染血。

辅助检查：腹部 X 线检查：中上腹肠管部分扩张，可见数个气液平面。

既往史：2 年前曾行"阑尾切除术"。

入院诊断：肠梗阻。

入院后给予患者禁食、禁饮、胃肠减压，抗炎、补液、抑酸治疗。

任务 1：根据患者目前情况提出主要护理问题。

任务 2：对该患者实施相应的护理措施。

相关问题：

1. 该患者肠梗阻的临床类型是什么？判断依据是什么？

2. 该患者肠梗阻为单纯性还是绞窄性？如何区分？

3. 护理过程中对该患者应重点观察哪些症状、体征？

4. 患者出现哪些表现，提示出现绞窄性肠梗阻？

【情景 3】

入院第 3 天，实验室检查结果回报：血常规：血红蛋白 170g/L，白细胞 14.3×10^9/L，中性粒细胞比例 77%，尿常规阴性。血气分析：pH 7.35。血生化检查：钾 3.2mmol/L，钠 125mmol/L，钙 2.29mmol/L。

于右侧锁骨下行静脉穿刺置管，给予患者胃肠外营养支持。

相关问题：该患者存在哪种类型的体液失衡？判断依据是什么？

【情景4】

入院第14天，患者体温正常，腹痛、腹胀消失，排气、排便恢复，实验室检查及腹部X线检查结果未见异常，拟于当日出院。

任务：请对该患者进行出院健康教育。

思考题：肠梗阻患者常因发病急、病情重，害怕手术而产生恐惧心理，在护理肠梗阻患者时，护理人员应如何帮助患者减轻恐惧心理，正确应对疾病带来的不适反应，积极配合治疗？

任务三　胆石症案例

PPT

病历摘要

患者，男性，60岁。因"右上腹疼痛4天"来院就诊。

【情景1】

患者入院前4天无明显诱因出现右上腹疼痛，伴有恶心、呕吐、寒战、发热，皮肤、巩膜黄染、尿色深染，大便颜色变浅。

任务：请收集该患者的病情资料。

【情景2】

患者右上腹疼痛向腰背部放射，恶心、呕吐1次，呕吐物为胃内容物，有皮肤瘙痒，发病以来食欲差、厌油腻，体重无明显改变。

入院查体：T 40℃，P 123次/分，R 23次/分，BP 90/57mmHg；意识清楚，急性病容，可见皮肤、巩膜黄染，右上腹饱满，无胃肠型、蠕动波及腹壁静脉曲张。右上腹明显压痛，有反跳痛及肌紧张，肝脾肋下均未触及，Murphy征（＋）。腹部包块未触及，叩诊鼓音，移动性浊音（－），肝区明显叩痛，双肾区无叩击痛，听诊肠鸣音减弱，未闻及血管杂音。

辅助检查：血常规：白细胞计数 19×10^9/L，中性粒细胞83%。血生化：总蛋白60.3g/L，总胆红素29.4μmol/L，直接胆红素10.9μmol/L，其余指标均正常。B超检查：胆囊多发结石，胆囊炎，胆总管扩张伴多发结石。胸片及心电图未见明显异常。

既往史：反复右上腹疼痛5年，未到医院就诊。否认药物食物过敏史。

入院诊断：胆囊结石、胆囊炎、胆管结石。

入院后给予患者外科护理常规三级护理，半流质饮食，静脉给予抗炎、补液、抑酸、保肝治疗。患者对病情感到担忧，并表示从未做过手术，非常害怕。

任务1：根据患者目前情况提出主要护理问题。

任务2：对该患者实施相应的护理措施。

相关问题：

1. 胆囊结石及胆管结石分别有哪些典型症状和体征？

2. 黄疸有哪几种类型？该患者的黄疸属于哪种类型？

3. 患者右上腹压痛、反跳痛及肌紧张提示什么？

4. Murphy征应如何检查？

5. 该患者首选的检查手段是什么？检查前应做哪些准备？

【情景3】

入院第 3 天，在全身麻醉下行胆囊切除、胆总管切开探查取石术，术后行 T 管引流。术后给予止血、禁食、胃肠减压、补液、抗炎、抑酸、保肝等治疗。术后第 1 天，患者切口敷料干燥、整洁，无渗血渗液，胃肠减压引出浅绿色胃液，腹腔引流通畅，引流液为淡血性，T 管引流通畅，引流液为棕褐色液，引流量约 500ml。

任务 1：根据患者目前情况提出主要护理问题。

任务 2：对该患者实施相应的护理措施。

相关问题：

1. 术后应观察患者哪些病情？

2. 术后留置 T 管引流的目的是什么？

3. 如果 T 管引流期间引流量锐减，应先考虑是何原因，如何处理？

【情景4】

术后第 9 天，拆除右上腹切口缝线，伤口甲级愈合。术后第 12 天，经 T 管逆行造影，见胆道通畅，无结石残留，于两日后拔除 T 管，患者无不适，于当日出院。

任务：请对该患者进行出院健康教育。

思考题：胆石症是消化系统的常见病、多发病。作为一名护理人员，应如何发挥自己的专业特长，帮助群众提高在预防胆石症、治疗胆石症方面的认识，提高全民健康水平？

任务四 肝硬化案例

PPT

病历摘要

患者，男性，56 岁。因"呕血、黑便、眩晕"入院。

【情景1】

患者今日于午饭后突然呕吐暗红色血液及食物约 200ml，吐后自觉眩晕、口渴，自行卧床休息，40 分钟后再次呕吐鲜血 200ml，1 小时后排出黑便约 150ml，便后眩晕加重、四肢湿冷，由家人送至医院就诊。

任务：请收集该患者的病情资料。

【情景2】

患者于 8 年前因腹胀、恶心、呕吐、乏力，于本院就诊，查 HBsAg（＋），HBeAb（＋），HBcAb（＋），ALT 67U/L，诊断为慢性肝炎，治疗不详。1 年前因乏力、厌食、恶心、皮肤、巩膜黄染、肝区不适，劳累后加重，伴有鼻出血及牙龈出血，再次入院，诊断为肝硬化，并进行保肝及对症支持治疗。今日午饭后突然呕血、黑便、眩晕入院。

入院查体：T 37℃，P 120次/分，R 28次/分，BP 85/50mmHg；意识清楚，肝病面容，皮肤、巩膜黄染，可见肝掌，面颊及上胸部散在蜘蛛痣，腹壁可见静脉曲张，未见胃肠型及蠕动波，无压痛、反跳痛及肌紧张，肝肋下 1cm，剑突下 2cm，脾肋下 2cm，腹膨隆，移动性浊音（＋），腹部无明显包块，双下肢可见中度凹陷性水肿。

辅助检查：血常规：Hb 95g/L，WBC 5.2×10^9/L，PLT 79×10^9/L。肝功能：总蛋白72g/L，白蛋

白 32g/L，A/G 0.8，总胆红素 327μmol/L，ALT 348U/L。血生化检查：钠 132mmol/L，钾 3.3mmol/L。胃镜检查：食管下段、胃底静脉曲张破裂出血。

心理社会状况：患者因突发呕血、黑便而恐惧不安。

入院诊断：肝硬化失代偿期伴上消化道大量出血。

遵医嘱给予患者输血、补液、静脉滴注止血药物，应用三腔二囊管压迫止血治疗后出血减少。

任务 1：根据患者目前情况提出主要护理问题。

任务 2：对该患者实施相应的护理措施。

相关问题：

1. 最容易引起上消化道出血的疾病是什么？

2. 肝硬化的病因包括哪些？该患者肝硬化的病因最可能是什么？

3. 黄疸有哪几种类型？该患者的黄疸属于哪种类型？

4. 根据患者出血的表现，估计出血量达到多少？

5. 食管下段、胃底静脉曲张破裂出血的诱因有哪些？

6. 肝硬化患者除食管下段、胃底静脉曲张之外，还可出现哪些部位的静脉曲张？

7. 该患者是否存在体液失衡？是哪种类型的体液失衡？

8. 目前应注意观察患者哪些病情？

9. 如果三腔二囊管压迫期间患者出现呼吸困难、憋气，应先考虑是何原因，如何处理？

【情景 3】

入院第 14 天，患者出血停止，生命体征正常，饮食、排便恢复，拟于当日出院。

任务：请对该患者进行出院健康教育。

思考题：肝硬化目前尚无法治愈，患者进入失代偿期后，容易出现各种并发症，严重影响患者的生活质量，患者容易出现焦虑、抑郁等不良情绪。护理人员应如何帮助患者减少不良情绪，建立治疗信心，正确面对疾病？

任务五　胃癌案例

PPT

病历摘要

患者，男性，52 岁。因"上腹部隐痛不适 2 月，加重 1 周"入院。

【情景 1】

患者 2 个月前开始出现上腹部隐痛不适，近 1 周上腹部疼痛加重，伴恶心、呕吐，大便色黑，来院就诊。

任务：请收集该患者的病情资料。

【情景 2】

患者 2 个月前开始上腹部隐痛，进食后明显，有饱胀感，食欲逐渐下降，无明显恶心、呕吐，无呕血，于当地医院按"胃炎"进行治疗，稍好转。近 1 周来呕吐量少，为胃内容物，自行服药，效果不佳，并自觉乏力，体重较 2 月前下降 5kg。查 2 次大便潜血（＋），查血常规 Hb 96g/L，为进一步诊治收入院。

入院查体：T 37℃，P 76 次/分，R 20 次/分，BP 130/85mmHg；一般状况尚可，意识清楚，结膜甲床苍白，皮肤无黄染，无出血点，未扪及浅表淋巴结，心肺未见异常，腹平软，肝脾未及，未见肠型、蠕动波及腹部包块，剑突下轻度深压痛，无反跳痛及肌紧张，移动性浊音（－），肠鸣音正常，直肠指检未及异常。

辅助检查：上消化道造影示：胃窦小弯侧见一直径 2cm 大小龛影，位于胃轮廓内，周围黏膜僵硬粗糙。胃镜及病理学检查：胃窦部进展期溃疡型腺癌。

心理社会状况：患者丧偶，有一女在国外，患者对疾病十分恐惧，身边无人照顾，备感孤独。

既往史：吸烟 20 年，10 支/天，父亲死于肺癌。

入院诊断：胃癌。

入院后第 4 天，患者在全身麻醉下行胃癌根治术，术后留置腹腔引流。术后给予患者一级护理，禁食水、胃肠减压、补液、止血、抗炎、抑酸治疗。术后第 1 天，患者上腹部手术切口敷料干燥整洁，无渗血渗液，胃肠减压引出淡血性胃液约 500ml，腹腔引流通畅，引出淡血性液体 70ml。术后第 5 天，患者肛门排气，听诊肠鸣音 5 次/分，遵医嘱停胃肠减压，保留胃管，试饮水后患者无不适感觉。术后第 6 天，遵医嘱拔除胃管，腹腔引流液低于 5ml，拔除引流管。

任务 1：根据患者目前情况提出主要护理问题。

任务 2：对该患者实施相应的护理措施。

相关问题：

1. 与胃癌相关的发病因素有哪些？

2. 胃癌的好发部位在哪里？

3. 胃癌根据癌肿侵犯胃壁的范围如何分期？

4. 胃癌的转移方式有哪些？

5. 早期胃癌及进展期胃癌最常见的症状有哪些？

6. 临床诊断胃癌常做哪些检查？首选的检查方法是什么？

7. 胃癌的治疗首选方法是什么？有哪些综合治疗措施？

8. 胃癌患者行胃癌根治术后可能出现哪些并发症？

【情景 3】

术后第 8 天，拆除上腹部切口缝线，伤口甲级愈合。术后第 14 天，患者饮食恢复至软食，每日进食 6 次，无不适，拟于当日出院。

任务：请对该患者进行出院健康教育。

思考题：胃癌在恶性肿瘤中的发病率和死亡率均较高，严重危害患者的生命安全和生活质量。作为一名护理人员，应如何发挥自己的专业优势，提高广大群众对胃癌的认识水平，提高防癌意识？

知识链接

手术机器人系统的临床应用

手术机器人是一种集高科技于一体的现代化革命性手术工具，能够在人的控制下，借助计算机施行外科手术、靶点定位、药物注入、损毁病灶等任务。其中，多孔腔镜手术机器人是一种以腹腔镜技术为基础的高级外科手术平台，其典型代表是在国内外应用最广泛的达芬奇手术机器人。达芬奇手术机器人系统由机器人臂、控制台和视觉系统三部分组成。其中，机器人臂负责执行手术操作，控制台是外科医生操控机器人臂的远程界面，而视觉系统则提供高清晰度的三维图像，使医生能够清晰地观察手术区域。

手术机器人系统目前已在临床多个系统广泛应用，如泌尿外科前列腺切除、膀胱切除等手术，骨科全膝置换、髋关节手术以及脊柱手术，妇科子宫肌瘤切除、妇科肿瘤切除等，胸外科肺部和食管手术等，心脏外科辅助冠状动脉搭桥术、二尖瓣和主动脉瓣的置换或修复手术，普通外科甲状腺手术、腹股沟疝修补、胆囊切除、结肠手术等。相较于传统腹腔镜手术，机器人手术具有精准度高、创伤小、操作简便等优势，成为微创外科发展的重要方向。

目标检测

答案解析

1. 患者，男性，43岁，司机。平素饮食不规律，出现反酸、恶心、呕吐，上腹部疼痛，进食后缓解，诊断为十二指肠溃疡。本病最常见的并发症是（　）

   A. 上消化道出血　　　　B. 急性穿孔　　　　　C. 幽门梗阻
   D. 癌变　　　　　　　　E. 慢性穿孔

2. 患者，男性，65岁。患胆石症多年，2天前突发腹痛、寒战、高热、黄疸，门诊抗生素治疗无效，今日住院，护理中发现患者意识不清、血压80/60mmHg，应考虑（　）

   A. 急性胆囊炎　　　　B. 急性梗阻性化脓性胆管炎　　C. 胆总管结石
   D. 胆道蛔虫　　　　　E. 腹膜炎

3. 患者，女性，63岁。肝硬化病史10年。因突然呕血约500ml伴黑便入院。查体：神志清楚，血压100/60mmHg，心率110次/分。下列护理措施不正确的是（　）

   A. 给予平卧位
   B. 三腔二囊管压迫止血
   C. 呕吐时头偏向一侧，防止误吸
   D. 快滴血管加压素
   E. 禁食

4. 患者，女性，34岁。毕Ⅱ式胃大部切除术后第1天，胃管内吸出咖啡色胃液约200ml。正确的处理是（　）

   A. 继续观察，不需特殊处理　　B. 补液　　　　　C. 静脉应用止血药
   D. 胃管内注入冰盐水止血　　　E. 做好手术准备

5. 肠梗阻共有的临床表现是（　）

   A. 腹痛、腹胀、呕吐、停止排气排便
   B. 腹胀、呕吐、腹痛、肠鸣音减弱
   C. 腹胀、呕吐、排黏液血便、肠鸣音减弱
   D. 腹胀、腹部压痛、反跳痛、腹肌紧张
   E. 腹胀、呕吐、肠鸣音减弱、排黏液血便

（刘　萍）

书网融合……

重点小结

项目四 运动系统疾病护理案例

学习目标

知识目标：通过本项目的学习，掌握运动系统常见疾病的护理问题和护理措施；熟悉运动系统常见疾病的临床表现；了解运动系统疾病常用的辅助检查。

技能目标：能运用护理程序对运动系统疾病患者进行护理评估，提出护理问题，制订护理计划，实施护理措施，进行健康教育。

素质目标：通过本项目的学习，树立以患者为中心的护理理念，养成细心沉稳、严谨慎独的职业素养，培养敏锐的观察能力、应变能力和评判性思维。

思政案例4

任务一 胫骨骨折案例

PPT

病历摘要

患者，男性，45岁，建筑工人。因"石头砸伤致右小腿疼痛、肿胀、伤口流血及活动障碍3小时"入院。

【情景1】

患者于3小时前在建筑工地被石头砸伤右小腿，伤后出现疼痛、肿胀、伤口流血及活动障碍，由同事送入急诊就诊。

任务：请收集该患者的病情资料。

【情景2】

入院查体：T 37.2 ℃，P 105次/分，R 23次/分，BP 100/70mmHg；神志清楚，急性病容。右小腿肿胀，下端畸形，胫前下段可见一4.0cm×2.0cm创口，伤口持续渗血，伤口周围压痛明显，纵向叩击痛阳性，可见假关节活动，有骨擦感，活动受限，末梢血运正常，感觉麻木，心肺腹部未见明显异常。

辅助检查：X线右小腿正侧位片：右胫骨下段骨折。

入院诊断：右胫骨骨折。

任务1：根据患者目前情况提出主要护理问题。

任务2：对该患者实施相应的护理措施。

相关问题：

1. 骨折的特有体征有哪些?

2. 胫腓骨骨折时如何判断下肢末梢循环情况？如合并胫前动脉损伤，可出现哪些表现?

3. 当胫腓骨骨折合并腓总神经损伤时，可出现什么样的特征性表现?

4. 胫腓骨骨折首选的检查方法是什么?

5. 胫腓骨骨折的治疗方法包括哪些?

【情景3】

入院后第2天，在连续硬膜外麻醉下行"右胫骨骨折切开复位、外固定支架固定术"。术后给予患者抗感染、改善循环、补液、止血、对症支持治疗。术后第2天，患者自述疼痛减轻，查体见伤口敷料清洁、干燥，无渗血渗液。

相关问题：该患者可能出现哪些并发症？

【情景4】

术后第8天患者复查X线，骨折端复位良好，外固定支架稳定。

任务：请对该患者进行出院健康教育。

思考题：在护理骨折患者时，具备哪些能力和素质，才能有效避免或减少并发症的发生，提高护理质量？

任务二　髋关节置换案例

PPT

病历摘要

患者，男性，70岁。因"摔伤后左髋部肿胀、疼痛，活动受限12小时"入院。

【情景1】

患者于12小时前在卫生间不慎滑倒摔伤，伤后立即出现左髋部疼痛，左髋关节逐渐肿胀、活动受限，无法站立，由家人送入医院就诊。

任务：请收集该患者的病情资料。

【情景2】

入院查体：T 37.6℃，P 88次/分，R 20次/分，BP 120/80mmHg；神志清楚，急性病容，左下肢外旋、短缩约2cm，左髋部周围皮肤完整、无青紫，左髋部及大腿肿胀，左侧股骨粗隆部有压痛，左下肢纵向叩击痛阳性，左下肢无自主活动，被动活动时疼痛加重，末梢血运良好，触觉、痛觉正常。

辅助检查：X线髋关节正侧位片：左股骨颈骨折。

既往史：无慢性病及传染病史，无食物及药物过敏史。

入院诊断：左股骨颈骨折。

相关问题：

1. 股骨颈骨折为什么多发生在中老年人？什么样的暴力作用易引起股骨颈骨折？

2. 股骨颈骨折后，患者患肢的典型表现是什么？

3. 股骨颈骨折按部位分为哪几种类型？

4. 股骨颈骨折易发生哪种并发症？哪种类型的股骨颈骨折最容易发生该并发症？

5. 股骨颈骨折的处理原则是什么？

6. 术前阶段应给予患肢何种处理？

【情景3】

入院后第3天，在全身麻醉下行"左侧人工股骨头置换术"。手术顺利，术后给予患者补液、止血、抗炎、对症、支持治疗。术后第2天，患者生命体征平稳，伤口敷料清洁干燥，自述伤口疼痛减轻。

任务1：根据患者目前情况提出主要护理问题。

任务2：对该患者实施相应的护理措施。

【情景4】

术后第12天，患者伤口拆线，拟于次日出院。

任务：请对该患者进行出院健康教育。

思考题：随着老龄化社会的到来，髋关节病的发病日益增多，人工关节置换术是治疗晚期骨关节病的有效方法。在护理髋关节置换的老年患者时，应如何发挥专业特长，帮助患者尽快恢复关节功能，提高生活质量？

任务三　脊髓损伤案例

PPT

病历摘要

患者，男性，48岁。因"摔伤后颈部疼痛，伴四肢麻木无力1天"入院。

【情景1】

患者1天前不慎从高处坠落，伤后感觉后颈部疼痛，逐渐出现四肢麻木、活动无力，来院就诊。

任务：请收集该患者的病情资料。

【情景2】

入院查体：T 36.4℃，P 68次/分，R 15次/分，BP 100/60mmHg。右侧肋缘平面以下及左侧脐平面以下触觉、痛觉均缺失。右侧三角肌肌力约Ⅲ级，肱二头肌、肱三头肌肌力约Ⅱ级，前臂伸、屈肌群肌力约0级。左侧三角肌肌力约Ⅳ级，肱二头肌、肱三头肌肌力约Ⅲ级，前臂伸、屈肌群肌力约0级。双侧股四头肌肌力约Ⅳ级，右侧小腿屈、伸肌群肌力约0级，左侧小腿屈、伸肌群肌力约Ⅰ级，各足趾屈、伸活动无。四肢末梢血运正常，四肢肌张力均增高，以双下肢明显，双侧膝反射、跟腱反射亢进，双侧髌阵挛、踝阵挛（＋）。

辅助检查：CT示：C_5椎体压缩性骨折。MRI示：C_5截断脊髓高低信号混杂。

既往史：无慢性病及传染病史，无食物及药物过敏史。

入院诊断：颈椎骨折、颈髓损伤、高位不全瘫。

相关问题：

1. 什么是脊髓损伤？与脊柱损伤有什么区别？

2. 脊髓损伤在临床上如何分类？

3. 脊髓损伤的病理分型有哪几种？

4. 脊髓损伤中哪一部位的损伤最严重？

5. 肌力是如何分级的？

6. 诊断脊髓损伤的常用检查方法有哪些？

7. 脊髓损伤的治疗原则是什么？

【情景3】

入院后遵医嘱给予患者吸氧、心电监护、留置导尿治疗，完善术前检查及各项准备。入院第3天上午在全麻下行"颈前路C_5椎体次全切除、植骨融合内固定术"，留置伤口引流管。术后颈部双侧放置沙袋制动，遵医嘱给予补液、止血、抗炎、抗水肿、营养神经等治疗。术后第 2 天，患者生命体征平稳，引流管引出暗红色液体约 200ml。主诉四肢麻木减轻，检查见双侧躯体肋缘平面以上触觉、痛觉正常，双侧三角肌肌力约Ⅳ级，肱二头肌、肱三头肌肌力约Ⅳ级，前臂伸、屈肌群肌力约Ⅱ级，双手可基本握拳。双侧股四头肌肌力约Ⅳ级，小腿屈、伸肌肌力约Ⅳ级，各足趾屈、伸活动有。四肢末梢血运正常，四肢肌张力仍高于正常，但较术前有明显好转。双侧膝反射、跟腱反射仍亢进，双侧髌阵挛、踝阵挛（＋）。

任务 1：根据患者目前情况提出主要护理问题。

任务 2：对该患者实施相应的护理措施。

【情景 4】

术后第 14 天，患者生命体征平稳，拟于当日出院。

任务：请对该患者进行出院健康教育。

思考题：在护理脊髓损伤导致截瘫的患者时，具备哪些能力和素质，才能帮助患者正确对待身体的各种变化，增强自信心？

任务四　下肢深静脉血栓案例

PPT

病历摘要

患者，女性，50 岁，公司职员。因"左下肢发红、肿胀、疼痛 4 天"入院。

【情景 1】

患者 1 个月前因左小腿胫骨骨折于医院进行手术治疗，术后 1 周出院。4 天前出现左侧下肢肿胀、疼痛，并逐渐加重，体温逐渐升高，由家人陪同来院就诊。

任务：请收集该患者的病情资料。

【情景 2】

入院查体：T 38.3℃，P 108次/分，R 23次/分，BP 130/85mmHg。左下肢皮肤红肿，大腿内侧及小腿背侧触痛明显，小腿有凹陷性水肿，足背动脉搏动正常。心肺正常，腹平坦，检查无异常。

辅助检查：血常规：WBC 10.8×10^9/L，其他正常。肝肾功能无异常。B 超示：左股静脉内血栓形成。

入院诊断：左下肢深静脉血栓形成、左下肢静脉炎。

入院后给予患者尿激酶 10 万单位 +5% 葡萄糖生理盐水 250ml，静脉滴注，每日 2 次，丹参 20ml + 5% 葡萄糖注射液 250ml，静脉滴注，每日 1 次，抗生素抗感染治疗。

任务 1：根据患者目前情况提出主要护理问题。

任务 2：对该患者实施相应的护理措施。

相关问题：

1. 什么是深静脉血栓形成？

2. 下肢深静脉血栓形成的致病因素有哪些？

3. 下肢深静脉血栓形成的主要表现有哪些？

4. 下肢深静脉血栓形成的主要检查方法有哪些？

5. 下肢深静脉血栓形成的主要治疗方法有哪些？

【情景 3】

入院第 14 天，患者下肢肿胀减轻，复查凝血，INR 和 APTT 均正常，拟于次日出院。

任务：请对该患者进行出院健康教育。

思考题：在护理下肢深静脉血栓患者时，具备哪些能力和素质，才能避免发生肺栓塞或脑栓塞等严重并发症？

任务五　腰椎间盘突出症案例

PPT

>> **病历摘要** ///

患者，男性，48 岁。因"腰腿痛 11 月加重 7 天"入院。

【情景 1】

患者于 11 月前无明显诱因出现腰腿痛，疼痛向臀部及左下肢放射，于外院就诊，CT 示 $L_4 \sim L_5$ 椎间盘突出右旁中央型，治疗不详。患者于 7 天前弯腰干活时症状再次加重，伴有右下肢麻木，行走不能，就诊于当地医院，予甘露醇、地塞米松、理疗 + 牵引等保守治疗，未见明显疗效，于是今日入院就诊。

任务：请收集该患者的病情资料。

【情景 2】

入院查体：T 36.6℃，P 78 次/分，R 17 次/分，BP 105/70mmHg。脊柱无畸形，生理弯曲存在，活动受限，$L_3 \sim L_5$ 压痛阳性，双下肢直腿抬高试验阳性，左侧 30°，右侧 15°。会阴部感觉正常，四肢关节无畸形，双下肢无浮肿。

辅助检查：MRI 示：腰椎退行性变，$L_4 \sim L_5$ 椎间盘脱出（右侧隐窝型），伴左侧隐窝狭窄，相应神经根受压，马尾神经受压；局部腰椎管狭窄。

入院诊断：腰椎间盘突出症。

入院后给予患者消肿、止痛、活血等对症治疗。入院第 3 天于全麻下行"腰椎间盘摘除 + 腰椎管减压植骨融合内固定术"。术后第 4 天腰痛明显缓解，双下肢直腿抬高试验阴性，右下肢麻木缓解。

任务 1：根据患者目前情况提出主要护理问题。

任务 2：对该患者实施相应的护理措施。

相关问题：

1. 腰椎间盘突出的病因有哪些？

2. 腰椎间盘突出的治疗方法有哪些？

【情景 3】

术后第 7 天切口愈合良好，伤口拆线后出院。

任务：请对该患者进行出院健康教育。

相关问题：腰椎间盘突出症患者应如何进行功能锻炼？

思考题：腰椎间盘突出好发于中老年，近年来有年轻化趋势。作为一名护理人员，我们该如何发挥专业优势，提高民众对腰椎间盘突出的认识，为健康中国贡献自己的力量？

3D 打印技术在骨科的临床应用

3D 打印技术是通过光、电、热等能量源，将线状、粉粒状、液状等材料通过融熔、烧结、黏结、固化等形式逐层堆叠为预设的立体形状的快速增材制造技术，具有复杂结构"所想即所得"、快速制造、个性化制造和远程制造等独特优势，其在骨科临床中的应用优势随着应用领域的不断拓展、应用场景的不断挖掘，而逐渐显现并日益得到重视。3D 打印技术在骨科的应用主要如下：①1∶1 实物模型的制作；②骨科手术辅助材料的打印；③骨科内置物材料的打印。

3D 打印的技术特点不仅使其能够辅助实现伤病形态精巧呈现、临床诊断精确分型、诊疗方案精细规划、植入器械精密定制、手术风险精良控制、手术疗效精彩展示等诊疗全流程的骨科精准医疗，还能降低手术难度、控制手术风险、缩短手术时间、减少手术创伤、提高手术质量、加速康复进程、缩减医疗费用。

目标检测

答案解析

1. 患者，男性，55 岁。右胫腓骨骨折，入院后给予石膏固定，现患者主诉右下肢疼痛剧烈，查体见右脚皮肤苍白，右趾呈屈曲状活动受限，测量体温 38.5℃，血压 90/58mmHg。该患者可能发生了（ ）

   A. 石膏包扎过紧致右下肢循环不畅

   B. 压力性损伤

   C. 骨筋膜室综合征

   D. 关节僵硬

   E. 腓总神经损伤

2. 患者，女性，63 岁。因摔倒导致右股骨颈骨折，该患者最易发生的并发症是（ ）

   A. 休克　　　　　　　　B. 右坐骨神经损伤　　　　　C. 右髋创伤性关节炎

   D. 右股骨头缺血性坏死　　E. 骨化性肌炎

3. 患者，女性，56 岁。因跌倒致右髋关节肿胀，疼痛，屈曲、缩短、内收、外旋受限。患者最有可能发生了（ ）

   A. 右髋关节脱位　　　　　B. 右股骨颈骨折　　　　　　C. 右髋关节扭伤

   D. 右股骨干骨折　　　　　E. 骨盆骨折

4. 患者，男性，54 岁。深静脉血栓溶栓治疗期间突然出现剧烈胸痛、呼吸困难、血压下降。患者可能出现了（ ）

   A. 肺栓塞　　　　　　　　B. 冠心病　　　　　　　　　C. 出血

   D. 肺部感染　　　　　　　E. 脑梗死

5. 患者，男性，28 岁。诊断为腰椎间盘突出症。行髓核摘除术后第 2 天，患者应开始的锻炼是（ ）

   A. 腰背肌锻炼　　　　　　B. 直腿抬高练习　　　　　　C. 股四头肌等长收缩

   D. 转移训练　　　　　　　E. 下床活动

6. 患者，男性，58 岁。腰痛 2 月余，近 1 周来疼痛向下肢放射，疑为腰椎间盘突出，首选的辅助检查是（　　）

    A. 腰部 X 线　　　　　　B. 腰部 B 超　　　　　　C. 脊髓血管造影

    D. CT 和 MRI　　　　　E. 肌电图

7. 患者，男性，48 岁。因腰椎间盘突出入院，下列护理措施中错误的是（　　）

    A. 3 个月内不要弯腰持物

    B. 手术后需平卧 2 周

    C. 牵引治疗期间注意观察牵引是否有效

    D. 急性期应严格卧硬板床 3~4 周

    E. 卧床期间禁止行四肢功能训练

8. 患者，男性，75 岁。股骨头骨折，行股骨头置换术，术后卧床 2 周出现左小腿腓肠肌疼痛和肿胀，有紧束感。患者可能出现的并发症是（　　）

    A. 低蛋白血症　　　　　B. 低钙血症　　　　　　C. 切口疼痛

    D. 切口感染　　　　　　E. 深静脉血栓形成

（李　津）

书网融合……

重点小结

项目五 泌尿生殖系统疾病护理案例

知识目标：通过本项目的学习，掌握泌尿生殖系统常见疾病的护理问题和护理措施；熟悉泌尿生殖系统常见疾病的临床表现；了解泌尿生殖系统疾病常用的辅助检查。

技能目标：能运用护理程序对泌尿生殖系统疾病患者进行护理评估，提出护理问题，制订护理计划，实施护理措施，进行健康教育。

素质目标：通过本项目的学习，树立以患者为中心的职业观念，培养在护理操作过程中良好的无菌观念和认真负责的工作态度。

思政案例5

任务一 肾结石案例

PPT

病历摘要

患者，男性，33岁，因"右侧腰痛2个月，疼痛加重1天"入院。

【情景1】

患者2个月前无明显诱因出现右侧腰部隐痛，无尿频、尿急、尿痛，数小时后疼痛缓解。入院前1天打篮球时突然出现右侧腰部绞痛，疼痛剧烈，并向下腹及会阴部放射，伴恶心、呕吐。

任务：请收集该患者的病情资料。

【情景2】

患者疼痛为腰部钝痛或隐痛，活动后发作。疼痛持续数十分钟，发作时患者精神恐惧、坐卧不安，伴恶心、呕吐，面色苍白。

入院查体：T 36.5℃，P 70次/分，R 20次/分，BP 115/82mmHg；急性病容，神志清楚，查体合作。腹平，无肠型、蠕动波，腹软，肝脾肋下未扪及，腹部未扪及包块。右肾区叩击痛（+），输尿管行程区无压痛，耻骨上膀胱区无压痛。双下肢无凹陷性水肿。

辅助检查：尿液检查：镜下血尿。腹部X线检查：腹部X线平片（KUB）示右肾局部呈现高密度钙化影，呈铸型，大小约4.8cm×1.9cm。腹部超声检查：右肾盂内有一大小约5.0cm×2.0cm的结石，肾积水。

入院诊断：右肾结石并积水。

入院后给予患者抗炎、补液、解痉止痛、调节尿pH治疗。拟在连续硬膜外麻醉下行右侧经皮肾镜碎石取石术（PCNL）。

任务1：根据患者目前情况提出主要护理问题。

任务2：对该患者实施相应的护理措施。

相关问题：经皮肾镜碎石取石术（PCNL）的原理是什么？有何优点？

【情景 3】

入院第 3 天，患者在连续硬膜外麻醉下行右侧经皮肾镜碎石取石术（PCNL）。麻醉满意，手术顺利。置双 J 管，留置右肾造瘘管和导尿管。术后生命体征稳定，T 36.2℃，P 80 次/分，R 20 次/分，BP 114/72mmHg，SPO$_2$98%。

任务：请对该患者实施相应的术后护理措施。

【情景 4】

患者术后 7 天，肾造瘘管引流出鲜红色液体约 500ml，BP 100/60mmHg，面色苍白，遵医嘱应用止血药、抗生素、补液等对症处理后，颜色逐渐变淡。术后第 10 天，拔除肾造瘘管，拟于当日出院。

任务 1：请对该患者可能出现的并发症实施护理。

任务 2：请对该患者进行出院健康教育。

思考题：肾结石很大程度与人们的不良行为和生活方式有关。应如何让患者自觉改变不健康的生活方式，从而降低结石复发率？

任务二　前列腺增生案例

PPT

病历摘要

患者，男性，60 岁。因"进行性排尿困难 2 年余，加重 5 天"入院。

【情景 1】

患者于 2 年前无明显诱因出现排尿困难、尿线变细、尿滴沥、尿分叉，伴夜尿次数增多，约每晚 3 次，无尿急、尿痛及肉眼血尿，无排尿中断，无腰腹部疼痛不适，无寒战、发热，无头痛、头晕及恶心、呕吐，在当地医院行 B 超检查提示前列腺增生（具体大小不详），给予口服保列治和哈乐治疗，5 天前不能排尿伴下腹部胀痛不适，于当地医院导尿后缓解，为进一步诊治入院。

任务：请收集该患者的病情资料。

相关问题：患者为什么会突然不能自行排尿？

【情景 2】

患者神志清楚，精神尚可，发病以来睡眠较差。

入院查体：T 36℃，P 74 次/分，R 20 次/分，BP 165/100mmHg。双肾区无隆起，无压痛、叩击痛，双侧输尿管区无压痛；耻骨上膀胱区无充盈，未触及肿物，无叩压痛；留置尿管，尿管通畅，尿色淡黄。既往有高血压病史 5 年，最高血压 170/110mmHg，未规律服降压药。否认冠心病及糖尿病病史，否认肝炎、结核等传染病史。否认药物、食物过敏史。无外伤、手术及输血史。有饮酒、吸烟史 10 年，无家族史。

辅助检查：直肠指检：肛门括约肌张力正常，前列腺Ⅱ度增大，中央沟变浅，前列腺表面光滑，质地韧，未扪及结节，无触痛，压痛，指套退出无染血。经直肠彩超提示：前列腺增生，大小为 5.8cm×4.5cm×3.8cm。实验室检查：血清前列腺特异抗原（PSA）2.5ng/ml，游离 PSA/总 PSA（FPSA/TPSA）0.3。

入院诊断：良性前列腺增生（BPH）、高血压（2 级，高危组）。

入院后给予患者药物及静脉补液治疗。拟在连续硬膜外麻醉下行经尿道前列腺电切术（TURP）。

任务1：根据患者目前情况提出主要护理问题。

任务2：对该患者实施相应的护理措施。

【情景3】

入院第5天，患者在连续硬膜外麻醉下行经尿道前列腺电切术（TURP）。麻醉满意，手术顺利。术毕回房，查体：T 36℃，P 82次/分，R 20次/分，BP 130/80mmHg，SPO_2 99%，留置三腔导尿管，一级护理。

任务1：根据目前患者病情提出术后主要护理问题。

任务2：对该患者实施相应的术后护理措施。

【情景4】

术后第7天，患者尿液颜色清澈，给予拔除导尿管。患者排尿通畅，尿线粗，拟于当日出院。

任务：请对该患者进行出院健康教育。

思考题：前列腺增生是一种多发于老年男性的慢性疾病，随着我国老龄化加重，其发病率不断上升。作为一名护理人员，应如何为患者提供优质护理服务，从而提高患者的生活质量？

任务三　肾病综合征案例

PPT

> **病历摘要**

患者，女性，18岁。因"全身反复水肿、腹胀4年余，加重1个月"入院。

【情景1】

患者4年前因全身水肿及腹胀在当地医院就诊，诊断为"肾病综合征"，出院后服用"泼尼松龙"及"肾炎康复片"，半月后尿蛋白转阴。之后因感冒复发2次，重新使用激素后尿蛋白转阴，水肿好转。近期病情加重1月，为求进一步诊治入院。

任务：请收集该患者的病情资料。

【情景2】

患者面色苍白，疲乏无力，全身水肿。发病以来饮食尚可，精神欠佳。

入院查体：T 36.2℃，P 92次/分，R 25次/分，BP 150/95mmHg。满月脸，颜面及胸部可见痤疮，未见蝶形红斑，眼睑结膜水肿，口腔未见溃疡。心脏未见明显异常，上肢水肿（＋），双下肢水肿（＋＋＋＋），皮肤紧张发亮，全身呈凹陷性水肿。

辅助检查：尿常规：尿蛋白（＋＋＋＋）。血常规：WBC 10×10^9/L，Hb 120g/L。肝功能：总蛋白31.1g/L、白蛋白20.1g/L、甘油三酯1.92mmol/L、血胆固醇18.8mmol/L。肾功能：血肌酐56μmol/L。

入院诊断：原发性肾病综合征。

入院后给予患者免疫抑制、抗凝治疗、利尿、消肿、降尿蛋白治疗。

任务1：根据患者目前情况提出主要护理问题。

任务2：对该患者实施相应的护理措施。

任务3：在使用利尿药和激素治疗期间对患者进行病情观察。

相关问题：

1. 肾病综合征最主要的并发症是什么？

2. 该患者为什么出现全身凹陷性水肿？

【情景3】

患者入院后16天，全身水肿明显减轻，皮肤完好无损，无感染等并发症，拟于当日出院。

任务：请对该患者进行出院健康教育。

思考题：肾病综合征存在治疗困难、复发率较高、治疗不良反应较大等特点，给患者带来巨大的心理压力。护理人员应如何有效缓解患者的心理压力，以提升患者的生活质量及护理满意度？

（石秀兰）

任务四　阴道炎案例

PPT

病历摘要

患者，女性，35岁。因"外阴瘙痒，白带增多5天"入院。

【情景1】

患者今晨因外阴瘙痒加重，白带增多，用药后无改善来院就诊。

任务：请收集该患者的病情资料。

【情景2】

患者因外阴间断瘙痒半年余，偶有白带，每次发作常自行至药店购买阴道炎栓剂（具体不详），症状缓解后停药。平素月经规律，13岁初潮，5~6天/30天，现患者瘙痒加重，白带呈块状且量增多来院就诊。

查体：T 36.9℃，P 78次/分，R 19次/分，BP 116/73mmHg。妇科检查：外阴：双侧大阴唇潮红、水肿、皲裂、皮肤无增厚；小阴唇充血、水肿，表面见少许豆渣样分泌物；阴道黏膜充血、水肿，内有多量豆渣样分泌物，宫颈光滑。

辅助检查：阴道分泌物pH<4.5，10%氢氧化钾湿片检查发现芽生孢子和假菌丝，革兰染色可见假菌丝。

心理社会状况：患者因外阴瘙痒严重而烦躁、焦虑。

门诊诊断：外阴阴道假丝酵母菌病（vulvovaginal candidiasis，VVC）。

遵医嘱给予患者口服抗真菌药物治疗。

任务1：根据患者目前情况提出主要护理问题。

任务2：对该患者实施相应的护理措施。

相关问题：

1. 生育年龄常见阴道炎症的病原体及易感因素有哪些？

2. 该患者的VVC评分是多少？

【情景3】

复诊：患者瘙痒症状减轻，白带明显减少，治疗结束。

任务：请对该患者进行健康教育。

思考题：阴道炎是我国常见的妇科疾病之一，作为一名护理人员，我们该如何发挥专业特长，提高民众对阴道炎的正确认知，使其不避讳就医，更好地保护女性生殖健康？

任务五　子宫颈癌案例

PPT

病历摘要

患者，女性，40岁。因"接触性阴道出血6月余"入院。

【情景1】

患者同房后阴道出血，并伴有阴道排液，由家人送至医院就诊。

任务：请收集该患者的病情资料。

【情景2】

患者接触性阴道出血6月余，平素月经规律，12岁初潮，4～5天/28天，末次月经：2023年12月2日。6个月前患者出现接触后阴道少量出血，色鲜红，少于月经量，伴有白带，无腹痛、腹胀等不适，自发病以来，精神、饮食、睡眠无明显变化，大小便正常，体重减轻3kg。

入院查体：T 36.3℃，P 82次/分，R 20次/分，BP 110/68mmHg。妇科检查：外阴发育正常，已婚已产式，阴道见少许血性分泌物，穹隆无侵犯，子宫颈下唇可见菜花状赘生物，直径2.5cm，质脆，触之易出血；三合诊子宫正常大小，活动度可，宫旁软，无增厚，双侧附件未触及肿块，无压痛；直肠前壁光滑。

辅助检查：宫颈脱落细胞学检查：高度鳞状上皮内病变（HSIL），HPV - DNA检测结果为高危型阳性。子宫颈活检病理结果：6点方向宫颈浸润性鳞状细胞癌。

既往史：慢性宫颈炎近5年，未规范治疗，无其他器官系统病史，父母健在，无肿瘤及遗传疾病家族史。

心理社会状况：患者因阴道流血、排液而心情低落、焦虑不安。

入院诊断：子宫颈鳞癌ⅠB1期（FIGO分期）。

拟行宫颈癌根治术，遵医嘱完善手术前评估及准备。

任务1：根据患者目前情况提出主要护理问题。

任务2：对该患者实施相应的护理措施。

相关问题：

1. 宫颈癌常见的病理类型有哪些？

2. 宫颈癌的临床表现有哪些？

【情景3】

术后第7天，患者恢复良好，生命体征平稳，拟于当日出院。

任务：请对该患者进行出院健康教育。

思考题：宫颈癌患者在静脉滴注紫杉醇时，若出现严重过敏反应，应如何处理？宫颈癌作为一种严重危害女性健康的疾病，不仅给患者带来生理上的痛苦，还对其心理和社会生活产生深远的影响。护理人员应如何帮助患者调节身心，以更好地适应患者角色？

（孟英涛）

知识链接

阴道炎的鉴别

类型	病原体	临床表现	分泌物特点	阴道黏膜变化	阴道 pH	胺试验	显微镜检查
滴虫性阴道炎	阴道毛滴虫	阴道分泌物增多及外阴瘙痒，间或出现灼热、疼痛、性交痛等	稀薄脓性、泡沫状、有异味	散在出血点	>4.5	可为阳性	阴道毛滴虫、多量白细胞
细菌性阴道病	加德纳菌、动弯杆菌、普雷沃菌、紫单胞菌、拟杆菌、阴道阿托波菌等	可伴有轻度外阴瘙痒或烧灼感，性交后症状加重	分泌物呈灰白色、均匀一致、稀薄状，腥臭味	阴道黏膜无明显充血等炎症表现	>4.5	阳性	线索细胞，极少白细胞
外阴阴道假丝酵母菌病	假丝酵母菌	外阴阴道瘙痒、阴道分泌物增多	分泌物呈豆腐渣样或凝乳样	水肿、红斑	<4.5	阴性	阴道分泌物检查发现假丝酵母菌的芽生孢子或假菌丝

目标检测

答案解析

1. 患者，男性，45 岁。右侧输尿管结石，1 小时前肾绞痛发作，剧烈疼痛，难以忍受，被送至医院急诊科。患者辗转不安，面色苍白、出冷汗，呕吐 2 次。首要的处理措施是（　　）

   A. 静脉输液　　　　　　　B. 针灸　　　　　　　　　C. 解痉、镇痛

   D. 镇静、止吐　　　　　　E. 抗感染

2. 患者，男性，45 岁。右肾结石，B 超检查显示右肾内有一结石，大小为 2.8cm×3.2cm，IVP 示双肾功能正常，双侧输尿管通畅。最适宜的治疗方法是（　　）

   A. 多饮水，运动排石　　　B. 体外冲击波碎石　　　　C. 肾实质切开取石

   D. 经皮肾镜取石　　　　　E. 中药排石

3. 患者，男性，64 岁。良性前列腺增生，有进行性排尿困难 1 年余，解除尿潴留的首选方法是（　　）

   A. 按摩腹部　　　　　　　B. 插导尿管　　　　　　　C. 针刺诱导

   D. 听流水声　　　　　　　E. 膀胱造瘘

4. 患者，女性，40 岁。一个月前出现明显的全身水肿，晨起面部最突出，蛋白尿（＋＋＋＋），应用利尿剂治疗，效果不明显，去医院就诊，护士给患者做健康指导时，对肾病综合征患者饮食指导错误的是（　　）

   A. 正常蛋白饮食　　　　　B. 高蛋白饮食　　　　　　C. 低胆固醇饮食

   D. 低盐饮食　　　　　　　E. 低磷饮食

5. 患者，男性，50 岁。半个月前出现明显的全身水肿，晨起面部最突出，去医院就诊，护士给患者做健康指导时，指出肾病综合征患者休息时不妥的是（　　）

   A. 抬高下肢　　　　　　　　　　　　B. 绝对卧床休息

   C. 保持肢体适度活动　　　　　　　　D. 防止受凉及感染

   E. 高血压患者要动作缓慢，防止直立性低血压

6. 患者，女性，29岁。外阴不适，辅助检查：10% 氢氧化钾悬滴法：有烂鱼样腥臭味。线索细胞检查：线索细胞 >20% 时为阳性。阴道 pH 检查：4.7～5.7。患者所患疾病最可能的是 （　　）

    A. 细菌性阴道病　　　　　　B. 外阴阴道假丝酵母病　　　　C. 外阴瘙痒症

    D. 非特异性阴道炎　　　　　E. 滴虫性阴道炎

7. 患者，女性，50岁。已婚。白带带血1月余，妇科检查宫颈有糜烂，子宫大小正常，附件正常，宫颈活检报告为上皮全层非典型性增生，进一步处理的方法是 （　　）

    A. 宫颈锥形切除术　　　　　B. 电烙宫颈　　　　　　　　　C. 诊断性刮宫

    D. 宫颈刮片　　　　　　　　E. 定期随访

（石秀兰　孟英涛）

书网融合……

重点小结

项目六 内分泌系统疾病护理案例

任务一 2 型糖尿病案例

病历摘要

患者，男性，56 岁。因"反复多饮、多食、多尿伴消瘦 20 余年，加重 1 个月，右足部酸麻、疼痛、间歇性跛行 4 月余"入院。

【情景 1】

患者 20 余年前无明显诱因出现多饮、多食、多尿，伴有消瘦，在当地医院就诊，查空腹血糖 9.7mmol/L，诊断为"2 型糖尿病"，予消渴丸 5 粒/次，（每日 3 次），盐酸二甲双胍片 250mg/次（每日 3 次）治疗，症状逐渐减轻，血糖下降。之后一直规律服用药物，病情控制较为平稳。

任务：请收集该患者的病情资料。

【情景 2】

4 个月前患者自觉右足部麻痹、酸痛，继而行走 300 米便出现跛行，1 个月前患者自感口渴、多饮、乏力症状明显加重，于是入院就诊。

入院查体：T 37℃，P 80次/分，R 18次/分，BP 135/80mmHg；神志清，消瘦貌，两肺呼吸音尚清，未闻及啰音，腹软无压痛，肝脾肋下未及。四肢肌力 5 级，肌张力正常。双下肢无水肿，右足背动脉搏动未扪及。

辅助检查：血常规：Hb 120g/L，WBC 7.6×10^9/L，PLT 267×10^9/L。空腹血糖 11.5mmol/L，餐后 2 小时血糖 17.5mmol/L。尿常规：微浑浊、葡萄糖（＋＋＋）、蛋白（＋＋）。血生化：总蛋白 54.2g/L，白蛋白 30.3g/L，尿素氮 15mmol/L，肌酐 259μmol/L，胆固醇 7.88mmol/L。肝胆脾双肾彩超未见异常。CTA 检查发现右下肢动脉闭塞。

入院诊断：2 型糖尿病；糖尿病足。

入院后给予患者胰岛素控制血糖，并予抗感染、抗凝、改善循环等治疗。

任务 1：根据患者目前情况提出主要护理问题。

任务 2：对该患者实施相应的护理措施。

相关问题：

1. 口服葡萄糖耐量试验（OGTT）如何正确操作？

2. 护士应怎样配合医生开展糖尿病治疗？

【情景3】

入院后第2天，患者足部持续性疼痛。

任务：对糖尿病足进行护理。

【情景4】

入院第14天，患者血糖控制平稳，症状缓解，拟于当日出院。

任务：请对该患者进行出院健康教育。

思考题：随着经济水平的提高和人口老龄化的发展，我国的糖尿病发病日益增多，严重危害人民的身体健康。不健康的生活方式是糖尿病发生发展的一大危险因素。为了我国的全民健康大产业发展，作为一名护理人员，应如何对公众进行宣传指导，杜绝不健康的生活方式，降低糖尿病的发病率？

任务二　甲状腺功能亢进案例

PPT

病历摘要

患者，女性，44岁。因"食欲亢进、消瘦、情绪激动伴颈部增粗8年，加重1个月"入院。

【情景1】

患者于8年前因工作紧张，性急烦躁，自觉难以控制，伴食欲亢进，但体重却有所下降，偶感心悸，无明显胸闷气促。曾于当地医院就诊，查甲功异常，诊断为"甲状腺功能亢进（简称甲亢）"，予以服药治疗（具体用药不详），症状明显改善。同时发现脖子略有增粗，无呼吸困难和吞咽困难，持续服药1年后停药，停药后没有定期复查。

任务：请收集该患者的病情资料。

【情景2】

1个月前再次出现如上症状，伴脖子增粗，颈前肿物如鸡蛋大小，双侧对称，质中，可随吞咽上下移动，无呼吸及吞咽困难，无声音嘶哑，再次就诊，考虑甲亢复发，拟手术治疗。

入院查体：T 36℃，P 98次/分，R 16次/分，BP 135/85mmHg；神志清楚，精神可，消瘦貌，甲状腺肿大，血管杂音（＋），双手平伸震颤（＋）。

辅助检查：FT_3 30.8pmol/L（参考值 3.5 ~ 6.5pmol/L），FT_4 104.5pmol/L（参考值 11.5 ~ 22.7pmol/L），TSH 0.008μIU/ml（参考值 0.55 ~ 4.7μIU/ml）。

彩超示：甲状腺弥漫性肿大。

入院诊断：弥漫性甲状腺肿伴甲状腺功能亢进症。

入院后，考虑有手术指征，计划手术，予以患者复方碘溶液，以10滴/次，每天3次的术前准备方式服用7天。

任务1：根据患者目前情况提出主要护理问题。

任务2：对该患者实施相应的护理措施。

相关问题：

1. 该患者手术前为何服用复方碘溶液？
2. 甲状腺功能亢进有哪些治疗方法？

【情景3】

手术后次日，患者出现高热（39.3℃）、脉搏快（140次/分）、大汗、烦躁不安，给予积极降温，应用碘剂、激素等药物治疗，患者情况逐渐稳定。

相关问题：什么是甲状腺危象？怎样护理？

【情景4】

入院第14天，患者呼吸平稳，体温正常，无心慌、胸闷，拟于当日出院。

任务：对该患者进行出院健康教育。

思考题：面对甲亢突眼的患者，护士在进行护理工作时，发现他们心理负担较重，有些患者甚至有厌世的情绪。护理人员应如何从同理心角度出发，为患者进行健康指导？

知识链接

胰岛素泵临床应用

胰岛素泵是一种采用人工智能控制胰岛素输入的装置，通过持续皮下输注胰岛素的方式，模拟胰岛素的生理性分泌从而控制高血糖。其内装有一个放置短效或速效胰岛素的储药器，外有一个由显示屏及一些按钮组成的控制装置，用于设置泵的程序。通过灵敏的驱动马达缓慢推动胰岛素从储药器经输注导管进入患者皮下。

胰岛素泵的优势如下：①模拟胰腺的生理分泌功能，更好地控制血糖，改善糖化血红蛋白水平；②操作方便，使用短效或速效胰岛素，同一部位小剂量持续输注，克服了传统皮下注射的方法，减少患者的疼痛感。

目标检测

答案解析

1. 患者，女性，60岁。患糖尿病20余年。目前下肢有"蚁走感"，饮食中应注意补充（　　）

　　A. B族维生素　　　　B. 钙　　　　　　C. 铁

　　D. 胡萝卜素　　　　E. 维生素E

2. 患者，男性，70岁。"因多饮、多尿、多食伴消瘦半年，加重1周"入院。测空腹血糖13.2mmol/L。医嘱予以胰岛素注射治疗。胰岛素制剂最常用的注射方式是（　　）

　　A. 皮下注射　　　　B. 肌内注射　　　　C. 皮内注射

　　D. 静脉滴注　　　　E. 吸入给药

3. 患者，女性，55岁。因"食欲亢进、消瘦、情绪激动3年，加重10天"入院。辅助检查：FT$_3$ 22.8pmol/L（参考值3.5~6.5pmol/L），FT$_4$ 77.5 pmol/L（参考值11.5~22.7pmol/L），TSH 0.01μIU/ml（参考值0.55~4.78μIU/ml）。彩超示：甲状腺弥漫性肿大。护士对患者进行病情观察的要点有（　　）

　　A. 生命体征、神志、体重

　　B. 甲状腺肿大的程度，有无压迫症状

C. 突眼的程度和症状，是否存在视力下降等隐患

D. 精神状态、饮食、睡眠、活动能力、大小便、出入量

E. 以上均是

4. 护士对甲亢患者的饮食护理不包括（　　）

A. 高热量、高蛋白、高维生素的饮食

B. 食用无碘盐，忌食海带、海鱼、紫菜等

C. 多饮水，每天饮水 2000～3000ml，但并发心脏病患者避免大量饮水

D. 多食粗纤维食物

E. 避免饮浓茶、咖啡、烈酒

5. 患者，男性，55 岁。患有甲亢 10 年，目前突眼明显，甲状腺眼病的护理措施包括（　　）

A. 外出佩戴深色眼镜

B. 可用眼药水湿润眼睛，避免干燥

C. 睡前涂抗生素眼膏，眼睑不能闭合者用无菌纱布或眼罩覆盖双眼

D. 睡觉、休息时高枕卧位

E. 以上均是

（王　玮）

书网融合……

重点小结

项目七 神经系统疾病护理案例

思政案例7

PPT

学习目标

知识目标： 通过本项目的学习，掌握神经系统常见疾病的护理问题和护理措施；熟悉神经系统常见疾病的临床表现；了解神经系统疾病常用的辅助检查。

技能目标： 能运用护理程序对神经系统疾病患者进行护理评估，提出护理问题，制订护理计划，实施护理措施，进行健康教育。

素质目标： 通过本项目的学习，树立以患者为中心的职业观念，富有同情心、同理心。

任务一 颅脑损伤案例

病历摘要

患者，男性，34岁。因"头部外伤18小时"入院。

【情景1】

患者摔倒受伤后神志不清，持续约3小时后苏醒，主诉头痛。2小时前，患者再次神志不清，烦躁不安，频繁呕吐，呈喷射状。

任务： 请收集该患者的病情资料。

【情景2】

入院查体：T 36.4℃，P 64次/分，R 12次/分，BP 130/88mmHg。患者深昏迷，呼之不应，右侧瞳孔散大，对光反射消失，心肺正常，左侧下肢巴宾斯基征阳性。

辅助检查：CT示：颅盖骨折，颅骨内板下方见梭形高密度影。

任务1： 根据患者目前情况提出主要护理问题。

任务2： 对该患者实施相应的护理措施。

相关问题：

1. 该患者疾病诊断是什么？诊断依据是什么？

2. 颅内血肿按血肿部位分为哪几种类型？按发病时间分为哪几种类型？

3. 该患者的护理过程中应重点观察哪些方面？

4. 患者出现哪些表现时提示出现了脑疝？

【情景3】

患者入院后行开颅手术，术后3天，辅助检查：血常规：Hb 160g/L，WBC 15.6×10^9/L，中性粒细胞80%。血气分析：pH 7.2。血生化：钾5.8mmol/L，钠126mmol/L，钙2.45mmol/L。

相关问题： 该患者术后有无感染及发生了何种体液失衡？诊断依据是什么？

【情景 4】

患者入院 10 天后，主诉一般情况良好。查体：T 36℃，P 75次/分，R 19次/分，BP 110/70mmHg，心肺未见异常，腹软，肝脾肋下未及，脑外伤遗留轻微语言、运动和智力障碍，拟于当日出院。

任务：请对该患者进行出院健康教育。

思考题：在护理昏迷患者时，应如何发挥专业优势，防止患者发生压力性损伤以及肌肉废用性萎缩，从而提高护理质量，提高患者生活质量？

任务二　脑出血案例

PPT

病历摘要

患者，女性，61 岁。"突发头痛，左侧肢体活动受限 2 小时"入院。

【情景 1】

患者外出扫雪时突发剧烈头痛，呕吐，左侧肢体活动不灵，立即被同伴送到社区医疗中心就诊。

任务：请收集该患者的病情资料。

相关问题：急性脑卒中的院前处理包括哪些方面？

【情景 2】

入院查体：T 36.8℃，P 75次/分，R 18次/分，BP 180/100mmHg；神志清楚，言语流利，痛苦表情，双肺听诊未见异常。左上、下肢肌力 3 级，颅脑 CT 显示有高密度阴影。

任务 1：根据患者目前情况提出主要护理问题。

任务 2：对该患者实施相应的护理措施。

相关问题：

1. 该患者疾病诊断是什么？诊断依据是什么？

2. 还应做哪些必要的体检？

【情景 3】

患者入院 20 天后，主诉一般情况良好。查体：T 36.6℃，P 75次/分，R 19次/分，BP 160/100mmHg，心肺未见异常，腹软，肝脾肋下未及，左上下肢肌力 3 级，拟于当日出院。

任务：请对该患者进行出院健康教育。

思考题：在护理偏瘫患者时，具备哪些能力和素质，才能提高护理质量，增强患者战胜疾病的信心？

知识链接

神经干细胞移植

神经干细胞移植是将神经干细胞（neural stem cells）通过立体定向技术，集中到病灶及其周围的神经组织中，使神经干细胞向神经系统病变部位趋行、聚集，并存活、增殖、分化为神经元和（或）胶质细胞，然后通过突触相互连接的办法，形成新的神经环路，帮助恢复受损神经，从而促进宿主缺失功能的部分恢复的一种技术。

主要应用于成人帕金森病、脑缺血、老年性痴呆及脑外伤等。北京海军总医院儿科 2005 年 5 月成功进行了世界首例新生儿缺氧缺血性脑病、早期脑瘫患儿神经干细胞移植，取得了较好的临床疗效。

目标检测

1. 患者，男性，22 岁。滑雪时摔倒，头痛、呕吐，颈项强直。急诊医生初步诊断"颅脑损伤"。患者早期可出现的表现是（　　）

   A. 脉快，呼吸急促　　　　B. 脉慢，血压下降　　　　C. 脉慢，血压升高

   D. 脉慢，呼吸浅慢　　　　E. 脉快，血压升高

2. 患者，女性，62 岁。头部创伤，昏迷 3 小时。体检：昏迷，格拉斯哥评分 5 分，瞳孔散大，对光反应消失，四肢不能活动，脑脊液鼻漏。下列护理诊断中不正确的是（　　）

   A. 有窒息的危险　　　　B. 有颅内感染的危险　　　　C. 发热

   D. 腹泻　　　　E. 自理缺陷

3. 患者，男性，68 岁。有高血压病史，因情绪激动后头痛、呕吐，言语不清及肢体瘫痪来院。住院治疗后病情明显缓解，复查脑 CT 右侧基底节区高密度影已明显吸收。为防止本病再发，嘱患者出院后最应注意的是（　　）

   A. 避免情绪激动　　　　B. 建立合理的生活作息制度　　　　C. 戒烟酒

   D. 控制高血压　　　　E. 经常服用维生素

4. 患者，女性，72 岁。2 天前与人争吵后突感剧烈头痛，随即被送往医院。行颅脑 CT 检查示小脑高密度灶。为防止颅内压增高患者发生便秘，不应采取（　　）

   A. 鼓励患者多吃富含膳食纤维食物

   B. 给予乳果糖

   C. 开塞露塞肛

   D. 低压灌肠

   E. 高压灌肠

5. 患者，男性，35 岁。外伤后导致脑出血。目前存在眼睑闭合不全，护士为该患者进行眼部护理的措施不包括（　　）

   A. 局部热敷　　　　B. 保持眼部清洁卫生　　　　C. 滴抗生素眼药水

   D. 涂抗生素药膏　　　　E. 眼垫遮盖

（王　玮）

书网融合……

重点小结

项目八 乳腺疾病护理案例

任务一 急性乳腺炎案例

PPT

病历摘要

患者，女性，30 岁。因"左侧乳房肿痛 7 天"入院。

【情景 1】

患者 7 天前无明显诱因出现左侧乳房肿痛，到社区诊所诊治，给予局部外敷金黄散，口服中药蒲公英，静脉输注"左氧氟沙星注射液"治疗，效果欠佳，于是来院寻求进一步诊治。

任务： 请收集该患者的病情资料。

【情景 2】

患者产后 4 周，左侧乳房肿痛，右侧乳房正常哺乳。发病以来饮食不佳，睡眠差。

入院查体：T 38.6℃，P 96次/分，R 18次/分，BP 103/58mmHg；神志清，精神差。患侧乳房红肿，皮温较高，外上象限可触及一大小约 5.0cm×4.0cm 压痛性包块，肿块局部皮肤红肿、有波动感，同侧腋窝淋巴结肿大。辅助检查：血常规：WBC $16×10^9$/L，中性粒细胞 88%。肿块穿刺检查：抽出黄色脓液。乳腺彩超提示：哺乳期乳腺并左乳外侧叶脓肿形成。

入院诊断：急性乳腺炎、左侧乳腺脓肿。

入院后给予患者静脉输注头孢拉定治疗，在局麻下行"脓肿切开引流术"。

任务 1： 根据患者目前情况提出主要护理问题。

任务 2： 请对该患者实施相应的护理措施。

相关问题：

1. 该患者发生急性乳腺炎的原因有哪些？

2. 急性乳腺炎的临床表现有哪些？

3. 脓肿切开引流的护理要点有哪些？

【情景 3】

术后第 7 天，患者患侧乳房肿痛明显减轻，体温正常，血常规检查未见异常，拔除胸壁引流管，拟于当日出院。

任务：请对该患者进行出院健康教育。

思考题：急性乳腺炎是乳腺的急性化脓性感染，多见于产后哺乳期女性。作为一名护理人员，应如何为产后哺乳期女性的健康保驾护航？

任务二 乳腺癌案例

PPT

>> **病历摘要** //

患者，女性，46 岁。因"发现右侧乳房肿块 2 周"入院。

【情景 1】

患者 2 周前洗澡时无意中发现右侧乳房外上象限有一无痛性肿块，于是来院就诊。

任务：请收集该患者的病情资料。

【情景 2】

患者发病以来精神食欲尚可，大小便正常，无其他不适。

入院查体：T 36.2℃，P 82次/分，R 18次/分，BP 120/70mmHg；神志清楚，精神可。右侧乳房外上象限 10 点处距乳头 3cm 处可触及一大小约 3.5cm×1.5cm 肿块，质硬，表面粗糙不光滑，与周围边界不清，不易推动，轻微压痛，无乳头溢液。右侧腋窝可扪及一大小约 1.5cm×1cm 的结节，表面光滑，活动度好，质硬。辅助检查：乳腺彩超检查：右乳腺外上象限实性占位病变，肿块血流信号丰富。乳腺钼靶 X 线摄片检查：右乳外上象限有一大小约 3.5cm×1.5cm 高密度肿块影，形态不规则，边缘毛刺状。病理检查：右乳肿块穿刺病理学检查显示右乳浸润性导管癌。

入院诊断：乳腺癌。

入院后完善患者各项检查，做好术前常规检查和各项术前准备工作。

任务 1：根据患者目前情况提出主要护理问题。

任务 2：请对该患者实施相应的护理措施。

相关问题：

1. 乳腺癌早期出现肿块，随着病情进展，还有哪些乳房外形上的改变？

2. 乳腺癌转移征象有哪些？

【情景 3】

患者入院第 3 天，在气管插管全麻下行右侧乳腺癌改良根治术，术毕安返病房。T 36.0℃，P 76次/分，R 20次/分，BP 125/73mmHg。术后切口敷料外观清洁、干燥、无渗血，予弹力绷带包扎胸部，无胸闷不适。右胸壁、右腋窝各留置一根引流管，均接负压吸引器，引流出浅红色液体。留置尿管，引流出淡黄色清亮尿液。留置静脉止痛泵。右上肢软枕垫高，右手指可屈伸活动，肢端皮肤温暖，动脉搏动可扪及。术后医嘱予以一级护理、心电监护、吸氧、禁食 6 小时，给予患者预防感染、止痛、止血、营养支持等对症治疗。

任务 1：根据目前患者病情提出术后主要护理问题。

任务 2：请对该患者实施相应的术后护理措施。

相关问题：

1. 如何预防术后患侧上肢肿胀？

2. 上肢肿胀发生后该如何护理？

【情景 4】

术后第 10 天，患者体温正常，手术切口愈合良好，拟于当日出院。

任务：请对该患者进行出院健康教育。

相关问题：如何指导患者进行乳房自我检查？

思考题：乳腺癌患者面对恶性肿瘤对生命的威胁、不确定的疾病预后、乳房缺失导致外形受损、各种复杂而痛苦的治疗及婚姻生活可能受到影响等问题，容易产生焦虑、恐惧等心理反应，应如何缓解乳腺癌患者的不良情绪？

知识链接

乳腺钼靶 X 线检查

钼靶 X 线检查是常用的影像学检查方法，对细小钙化敏感，广泛用于乳腺癌的筛查。乳腺癌的钼靶 X 线表现为密度增高的肿块影，边界不规则，或呈毛刺征，或见细小钙化灶。该检查主要是通过钼靶摄影装置对局部乳房进行平扫和夹板摄片形成图像，反映肿块在乳房里面的占位性病变、钙化灶或受侵犯组织，一般建议每侧乳房常规摄 2 个体位，即头足轴（craniocaudal，CC）位和内外侧斜（mediolateral oblique，MLO）位。如果钼靶发现患者的病灶达到 BI-RADS3 级、BI-RADS4 级或更高级，应建议患者进一步进行病理检查，以获得最准确的诊断结果。钼靶 X 线检查对 40 岁以下及致密型乳腺、近胸壁肿块诊断的准确性欠佳，且有放射性损害，因此不建议对 40 岁以下、无明确乳腺癌高危因素或临床体检未发现异常的女性首先进行乳腺钼靶 X 线检查。

目标检测

答案解析

1. 患者，女性，25 岁。初产妇哺乳期，右乳腺疼痛 2 天，体温 39℃，局部有明显压痛，诊断为急性乳腺炎。急性乳腺炎最常见的病因是（　　）

　　A. 乳汁淤积　　　　　　　　B. 雄激素分泌减少　　　　　　C. 雌激素分泌增加

　　D. 卵巢内分泌功能失调　　　E. 遗传因素

2. 患者，女性，26 岁。哺乳期患急性乳腺炎，畏寒发热，右侧乳房肿胀疼痛，表面皮肤红热，可扪及触痛的硬块，无波动感。对患乳护理不正确的是（　　）

　　A. 暂停哺乳　　　　　　　　B. 吸净积乳　　　　　　　　　C. 抬高乳房

　　D. 切开引流　　　　　　　　E. 理疗及外敷药物

3. 患者，女性，45 岁。因无意中发现左乳房肿块 3 天就诊。体格检查：左乳外上象限有一个直径约 4cm 的肿块，质较硬，无压痛，局部乳房皮肤凹陷呈"酒窝征"，左侧腋下可扪及直径约 1.5cm 的肿大淋巴结。该患者出现"酒窝征"的机制是（　　）

　　A. 癌细胞堵塞乳房皮下淋巴管　　　　B. 癌肿侵及乳腺导管

　　C. 癌细胞浸润皮肤，形成小结　　　　D. 癌肿侵及 Cooper 韧带

　　E. 癌肿侵犯皮肤破溃形成溃疡

4. 患者，女性，65 岁。行右乳腺癌改良根治术后 3 个月，因右上肢明显水肿来院就诊。不正确的护理措施是（　　）

　　A. 按摩右上肢　　　　　　　B. 在左手臂输液　　　　　　C. 右上肢保持自然下垂

　　D. 右手握拳和屈肘练习　　　E. 弹力绷带包扎右上肢

5. 患者，女性，38 岁。患者本次月经开始日期为 11 月 1 日，进行乳房自我检查的时间最好在 11 月（　　）

　　A. 1~3 日　　　　　　　　　B. 4~6 日　　　　　　　　　C. 7~10 日

　　D. 11~15 日　　　　　　　　E. 15~20 日

（石秀兰）

书网融合……

重点小结

项目九 血液系统疾病护理案例

知识目标：通过本项目的学习，掌握血液系统常见疾病的护理问题和护理措施；熟悉血液系统常见疾病的临床表现；了解血液系统疾病常用的辅助检查。

技能目标：能运用护理程序对血液系统疾病患者进行护理评估，提出护理问题，制订护理计划，实施护理措施，进行健康教育。

素质目标：通过本项目的学习，树立以患者为中心的整体护理理念，养成关心、关爱患者的职业意识，运用科学思维和批判性思维开展临床工作。

思政案例9

任务一　缺铁性贫血案例

PPT

病历摘要

患者，女性，25岁。因"面色苍白、头晕、乏力1年余，加重伴心慌1个月"来诊。

【情景1】

患者今日晨起后感乏力加重，活动后出现头晕、心慌，由家人送至医院。

任务：请收集该患者的病情资料。

【情景2】

患者1年前无明显诱因出现头晕、乏力，家人发现面色不如从前红润，但不影响正常生活工作。月经初潮14岁，7天/27天，末次月经半个月前，近2年月经量多，半年来明显增多。近1个月来头晕、乏力加重，伴活动后心慌，曾到医院检查显示血红蛋白低（具体数值不详），给予硫酸亚铁口服，因服用后感胃部不适，仅用过1天后自行停药。患者今日晨起后感乏力加重，活动后出现头晕、心慌，由家人送至医院。

入院查体：T 36℃，P 104次/分，R 18次/分，BP 120/70mmHg；一般状态好，贫血貌，皮肤黏膜无出血点，浅表淋巴结无肿大，巩膜无黄染，口唇苍白，舌乳头正常，心肺无异常，肝脾不大。辅助检查：Hb 60g/L，RBC 3.0×10^{12}/L，MCV 70fl，MCH 25pg，MCHC 30%，WBC 6.5×10^9/L，分类：中性分叶70%，淋巴细胞27%，单核3%，PLT 260×10^9/L，网织红细胞1.5%，尿蛋白（-），镜检（-），大便潜血（-），血清铁50g/dl。

心理社会状况：患者因头晕、心悸加重而恐惧不安。

入院诊断：缺铁性贫血。

遵医嘱给予患者口服铁剂治疗。

任务1：根据患者目前情况提出主要护理问题。

任务2：对该患者实施相应的护理措施。

相关问题：

1. 缺铁性贫血的诱因有哪些？

2. 该患者既往口服补铁后出现胃部不适，请问在口服补铁时有哪些注意事项？

【情景3】

入院第4天，患者感头晕、乏力症状减轻，生命体征正常，拟于当日出院。

任务：请对该患者进行出院健康教育。

思考题：缺铁性贫血是我国最常见的贫血类型，其发病率在婴幼儿、育龄妇女、孕妇中明显增高。作为一名护理人员，应如何发挥专业优势，提高国民对缺铁性贫血的认知，为健康中国贡献自己的力量？

任务二　白血病案例

PPT

病历摘要

患者，男性，21岁。因"无明显诱因出现全身瘀点瘀斑、发热伴乏力1个月，加重1周"来诊。

【情景1】

患者1个月前全身皮肤出现瘀点瘀斑，间断咳嗽，咳少量白色黏痰，发热伴鼻塞、咽痛、头痛，乏力，近1周上述症状加重，于是由家人送至医院。

任务：请收集该患者的病情资料。

【情景2】

患者无诱因发热，最高37.8℃，持续发热近1周，伴有咳嗽，于外院输注抗生素治疗效果不佳，感症状加重。

入院查体：T 37.8℃，P 96次/分，R 19次/分，BP 117/67mmHg；贫血貌，全身浅表皮肤散在陈旧性瘀斑瘀点，全身淋巴结无肿大，咽部充血，扁桃体Ⅰ度肿大。胸骨下段轻压痛，心律齐，未闻及病理性杂音。腹部膨隆，无压痛、反跳痛，肝脾肋下未触及，双下肢无水肿。

辅助检查：血常规：WBC 108.82×10^9/L，原始细胞占比30%，NEU% 81.7%，HGB 74g/L，PLT 43×10^9/L，LDH 332U/L，ALB 29.0g/L；血浆D-二聚体测定9.11mg/L；血浆凝血酶原时间测定14.3秒。

入院诊断：白血病。

心理社会状况：患者因确诊为白血病而恐惧不安。

遵医嘱予化学治疗。

任务1：根据患者目前情况提出主要护理问题。

任务2：对该患者实施相应的护理措施。

相关问题：

1. 白血病的分类有哪些？

2. 白血病患者在化疗期间，有哪些注意事项？

【情景3】

患者完成第一周期化疗后，血常规恢复，皮肤黏膜瘀斑较前好转，未出现发热症状，拟于当日出院。

任务：请对该患者进行出院健康教育。

思考题：白血病死亡率在儿童及35岁以下成人中居第一位，具备哪些能力和素质，才能帮助患者正确对待疾病，增强治疗信心？

知识链接

CAR－T 细胞治疗

CAR－T细胞治疗是一种肿瘤特异性T细胞治疗，该技术针对识别肿瘤细胞特异靶点的功能基因，通过基因工程方法改造患者的T淋巴细胞，让T细胞能够识别肿瘤细胞，成为肿瘤特异性T细胞而用于肿瘤治疗。其中识别CD19靶点的CAR－T可以治愈B淋巴细胞白血病和淋巴瘤，其治疗的优势在于：仅需要一次静脉输注，不需要重复给药；个体化定制，降低了异体细胞排异反应的风险；诱导高且持久的缓解；制备成功率高，中位周转时间短。由于CAR－T技术在血液肿瘤的成功应用，以及技术本身的应用广泛性，现已逐步推广应用到其他血液肿瘤和实体瘤上。因此，CAR－T细胞治疗被称为第三代细胞治疗。

其治疗过程主要包括以下7个步骤：①治疗前诊断检查；②白细胞采集；③桥接治疗；④淋巴细胞清除性化疗；⑤CAR－T细胞回输；⑥不良反应管理；⑦输注后定期随访。

CAR－T细胞治疗常见的副作用：①细胞因子释放综合征：低血压、心律失常、缺氧、心力衰竭等；②神经系统毒性：焦虑、失语症、头痛、失眠、头晕等。

目标检测

答案解析

1. 患者，女性，40岁。因头晕、乏力、面色苍白1年来诊。既往有十二指肠球部溃疡20年。实验室检查：RBC 2.5×10^{12}/L，Hb 60g/L，白细胞及血小板正常。血清铁蛋白 $10\mu g$/L。诊断为缺铁性贫血，本病例最可能的病因是（ ）

   A. 多次妊娠 　　　　　　B. 慢性失血 　　　　　　C. 胃肠道吸收功能障碍

   D. 患者需铁量增加 　　　E. 饮食营养摄入不足

2. 患者，女性，50岁。近3个月来觉头晕、心慌、气短，伴疲乏无力，逐日加重，无偏食，1年前因溃疡病行胃次全切除术。今查 Hb 50g/L，RBC 3.0×10^{12}/L，诊断为缺铁性贫血，其最有可能的病因是（ ）

   A. 铁摄入不足 　　　　　B. 铁需要量增加 　　　　C. 慢性失血

   D. 铁吸收不良 　　　　　E. 铁利用障碍

3. 患者，女性，17岁。头晕、乏力半年，平素月经多，偏食。查体：贫血貌，心尖部可闻及Ⅱ级收缩期杂音，肝脾未触及。血常规：Hb 75g/L，MCV 64fl，MCH 21pg，WBC 3.5×10^9L，PLT 120×10^9/L。按贫血形态学分类，该贫血属于（ ）

   A. 大细胞性贫血 　　　　B. 小细胞低色素性贫血 　C. 小细胞性贫血

   D. 正细胞性贫血 　　　　E. 溶血性贫血

4. 患者，女性，19岁。诊断为急性白血病，实验室检查：WBC 43×10^9/L、RBC 2.7×10^{12}/L、HGB 67g/L、PLT 10×10^9/L。此时应重点关注患者的（ ）

   A. 尿量 　　　　　　　　B. 月经周期 　　　　　　C. 活动耐力

   D. 营养状况 　　　　　　E. 颅内出血征兆

5. 患者，男性，26 岁。5 天来出现鼻腔及牙龈出血，实验室检查：WBC 20×10^9/L、RBC 2.1×10^{12}/L、HGB 55g/L、PLT 16×10^9/L。该患者出血的主要原因是（　　）

A. 血小板减少　　　　　　B. 白血病细胞浸润　　　　　　C. 感染

D. 免疫力下降　　　　　　E. 血红蛋白减少

（孟英涛）

书网融合……

重点小结

项目十　呼吸系统疾病护理技术应用

PPT

学习目标

知识目标： 通过本项目的学习，掌握常用技术的操作目的、操作流程及注意事项；熟悉呼吸系统常用的护理技术；了解护理技术在实施过程中护士与患者语言沟通的关键点。

技能目标： 具备实施呼吸系统疾病常用护理技术的能力，能进行实施后的效果评价。

素质目标： 通过本项目的学习，树立以患者为中心的服务理念，提升与患者沟通及应变的能力。

情境导入

情境： 患者，男性，76岁。因"咳嗽咳痰，呼吸困难3天"入院。患者3天前因感冒出现咳嗽、发热，咳黄白色黏痰，偶有憋气，自行服用抗生素后症状未见缓解。昨日由女儿陪伴来医院就诊。既往慢性支气管炎病史30年。

入院查体： T 38℃，P 106次/分，R 25次/分，BP 128/85mmHg；神志清楚，半卧位，桶状胸，呼吸急促，肺部叩诊过清音，两肺散在哮鸣音。双下肢轻度水肿。

辅助检查： 血常规：RBC 5.6×10^{12}/L，Hb 160g/L，WBC 10.5×10^9/L。血气分析：PaO_2 60mmHg，$PaCO_2$ 47mmHg，pH 7.32。胸部X线示：肋间隙增宽，两肺纹理增粗。

入院诊断： 慢性阻塞性肺疾病，肺感染。

入院第2天患者出现神志不清，SPO_2下降至85%，立即经口气管插管，呼吸机辅助呼吸。

第3天患者突发SPO_2降至90%，自主呼吸35次/分，听诊一侧呼吸音减弱，急查床旁胸部X线显示发生气胸。

护理任务：

1. 责任护士接诊患者后进行呼吸系统评估。

2. 为保持呼吸道通畅，帮助患者进行有效排痰。

3. 行经口气管插管后，为患者进行人工气道吸痰。

4. 患者突发气胸，行胸腔闭式引流治疗，请做好相关护理。

5. 病情稳定后，拔除气管插管，请指导患者如何进行呼吸功能锻炼。

任务一　呼吸系统评估技术

【目的】

1. 评估呼吸系统功能。

2. 监测呼吸系统病情变化。

【准备】

1. **护士准备**　着装整洁，洗手，戴口罩。
2. **患者准备**　向患者解释检查的方法、目的、配合要点及注意事项。
3. **用物准备**　听诊器、免洗手消毒液。
4. **环境准备**　环境整洁、安静，室内光线适宜。

【应用】

1. **操作步骤**　见表 10-1。

表 10-1　呼吸系统评估技术操作

操作步骤	操作方法	沟通
核对解释	• 核对患者床号、腕带信息（姓名、出生年月） • 向患者或家属解释	• 您好，请问您叫什么名字？您的出生年月？ • 我是您的责任护士＊＊，我现在要给您做一些检查，您不用紧张
准备	• 按七步洗手法洗手或手部消毒 • 患者取平卧位，隔帘遮挡	• 我先帮您摆好体位，您可以躺平吗？ • 现在需要将您的上衣解开
视诊	• 观察胸壁有无异常 • 观察胸廓外形是否对称 • 观察呼吸频率、节律，有无呼吸困难	
触诊	•• 触诊气管： • 示指与无名指分别置于两侧胸锁关节上，中指置于气管上 • 观察中指是否正好在两指中间位置 •• 触诊胸廓扩张度： • 两手置于胸廓下面前侧 •• 检查触觉语颤： • 两手拇指分别置于两侧肋缘，指向剑突 • 将两手掌尺侧对称置于两侧胸壁 • 嘱患者重复发"咿"的音 • 自上而下，从内至外，双侧对比 •• 检查胸膜摩擦感： • 将手掌平放于侧胸壁或腋下 • 嘱患者深呼吸，进行触诊胸膜摩擦感	• 请做深呼吸 • 请发"咿"的音
叩诊	•• 叩诊胸部： • 从肺尖开始，逐个肋间向下进行叩诊 • 先叩前胸，再叩背部及两侧 • 自腋窝向下叩诊直到肋缘	• 现在给您叩诊胸部，请放松
听诊	•• 听诊胸部： • 从肺尖开始，从上到下，由前面至侧面，最后背部，双侧对比 • 听诊胸膜摩擦音	• 现在给您听诊胸部请放松 • 请您坐起，为您检查后胸部 • 请做深呼吸 • 请您张口深呼吸 • 给您检查完了，谢谢您的配合

2. **注意事项**

（1）检查手法轻柔，触诊前先将手搓热。

（2）检查触觉语颤应避开心脏部位。

（3）叩诊时板指应与肋骨平行，紧贴肋间隙，叩击力量均匀。

任务二　促进排痰技术

【目的】

1. 保持呼吸道通畅，减少痰液淤积。
2. 改善肺部血液循环，产生咳嗽反射，促进机体康复。
3. 预防呼吸道感染等并发症发生。

【准备】

1. 护士准备　着装整洁，洗手，戴口罩。

2. 患者准备　讲解操作的目的、方法、配合要点及注意事项，减轻其紧张感。

3. 用物准备

（1）物理治疗仪　振动排痰机、合适的叩击头。

（2）雾化吸入　一次性氧气雾化吸入器一套、氧气装置一套、10ml 注射器、生理盐水、雾化药液。

4. 环境准备　环境整洁、安静，室内光线适宜。

【应用】

1. 操作步骤　见表 10 - 2。

表 10 - 2　促进排痰技术操作

操作步骤	操作方法	沟通
核对解释	• 核对医嘱，准确无误 • 洗手，戴口罩 • 核对床号、腕带信息（姓名、出生年月） • 向患者解释	• 您好，请问您叫什么名字？您的出生年月？我是您的责任护士，（我叫＊＊），我现在遵医嘱为您排痰，请您配合 • 我现在去准备用物，请稍等
有效咳嗽	• 协助患者取坐位或立位，上身略前倾或抱一个枕头 • 缓慢深吸气，屏气几秒钟，然后用力咳 2～3 次，咳嗽时腹肌收缩 • 停止咳嗽后将剩余气体全部呼出 • 重复做以上动作	• 请您注意听我讲解和示范 • 请您跟我一起做
胸部叩击	• 手指并拢、手掌弓成空杯形 • 用手腕的力量，从肺底部自下而上、由外向内，有节律地迅速叩击胸壁 • 边叩边嘱患者咳嗽 • 每侧肺叶应反复叩击 1～3 分钟	• 给您叩背时请您咳嗽
物理治疗仪 （振动排痰机）	• 根据病情取合适的体位，一般为侧卧或坐位 • 打开机器开关，根据患者的耐受情况选择合适的频率 • 将叩击头放置肺底部，按照由下而上、由外向内的顺序振动，每次 10～20 分钟，每天 2～4 次	• 您感觉振动的强度可以吗？如果感觉不舒服就马上告诉我
雾化吸入	• 遵医嘱向雾化器内加入药液 • 携用物至床旁，核对床号、腕带信息（姓名、出生年月） • 向患者解释操作方法及配合的注意事项 • 协助取舒适卧位 • 将雾化器与氧气管路连接，打开氧气开关，调节氧气流量 6～8L/min，检查有无漏气 • 为患者固定好雾化器，嘱患者用嘴深吸气，用鼻子呼气 • 吸入完毕取下雾化器，关闭氧气 • 擦干患者面部 • 协助患者取舒适卧位	• 您好，请问您叫什么名字？您的出生年月？我是您的责任护士，（我叫＊＊），我现在给您做雾化吸入，请您在雾化期间注意用嘴吸气，用鼻子呼气

续表

操作步骤	操作方法	沟通
整理	• 处理用物，分类放置 • 洗手，处理医嘱，记录	• 雾化吸入给您做完了，谢谢您的配合
评价效果	• 观察患者痰液黏稠是否改善	• 请您按我刚才教您的咳嗽一下

2. 注意事项

（1）胸腹部外伤或手术后的患者，咳嗽时可用双手按压伤口两侧或抱住枕头，以减轻伤口的疼痛。

（2）胸部叩击时应注意避开心脏、乳房及骨隆突部位，叩击力量应适中，以患者不感觉疼痛为度。叩击或震荡时间应尽量在餐后 2 小时至餐前 30 分钟之间进行，以避免造成呕吐，每次持续 5~15 分钟为宜，操作中注意观察患者的反应。

（3）振动排痰时宜选择餐前 1~2 小时或餐后 2 小时。

（4）雾化吸入前 1 小时不应进食，防止引起呕吐。

（5）雾化吸入药物为 ICS（吸入性糖皮质激素，如布地奈德、丙酸倍氯米松、丙酸氟替卡松等），雾化后应清水漱口。

（6）雾化吸入装置专人专用，避免交叉感染。

任务三　经气管插管吸痰技术

【目的】

1. 保持呼吸道通畅，减少痰液淤积。

2. 预防呼吸道感染。

【准备】

1. 护士准备　着装整洁，洗手，戴口罩。

2. 患者准备　解释吸痰的目的、方法，取得配合。

3. 用物准备　一次性吸痰管数根、冲洗罐 2 个、生理盐水、电动吸引器或中心吸引设施。

4. 环境准备　环境整洁、安静，室内光线适宜。

【应用】

1. 操作步骤　见表 10 - 3。

表 10 - 3　经气管插管吸痰技术操作

操作步骤	操作方法	沟通
核对、评估、解释	• 核对床号、腕带信息（姓名、出生年月） • 听气道是否有痰鸣 • 观察血氧饱和度是否降低 • 听诊肺部有无痰鸣音 • 观察呼吸机气道压力是否升高 • 向患者和家属解释吸痰的目的及注意事项	• 您好，请问您叫什么名字？您的出生年月？我是您的责任护士，（我叫＊＊），我现在要评估一下您的呼吸情况 您的气道有痰，我一会儿要为您吸痰，使气道通畅，您不要紧张，我现在去准备用物

续表

操作步骤	操作方法	沟通
准备	• 按七步洗手法洗手，戴口罩 • 携用物至床旁，核对床号、腕带信息（姓名、出生年月） • 向患者或家属解释 • 协助取平卧位或半卧位，头偏向操作者略后仰	
吸痰	• 无菌罐内倒入 100ml 无菌生理盐水 • 调节负压 • 右手戴一次性手套拿取吸痰管，左手拿吸引器管路与吸痰管连接 • 吸痰管在无菌冲洗罐内试吸，检查是否通畅 • 左手拇指折叠吸痰管的连接部，打开吸痰器开关阀，将吸痰管缓慢插入适宜深度，放开左手拇指，边旋转吸引边向上提吸痰管，吸净痰液 • 在另一吸痰罐内吸引盐水，冲净吸痰管内痰液 • 关闭吸引器，分离吸痰管 • 脱去手套反折包住吸痰管置入医疗垃圾袋中	• 我现在开始吸痰了，吸痰时可能有一些不舒服，您不用紧张
整理、记录	• 整理床单位，协助患者取舒适卧位 • 处理用物，洗手 • 记录吸痰时间、痰液性质、颜色、量	• 给您吸完痰了，您感觉还有痰液吗？

2. 注意事项

（1）严格无菌操作，每次吸痰更换吸痰管。

（2）严格掌握两个冲洗罐的使用方法，避免二者混用，无菌冲洗罐每 4 小时更换一次，吸痰后的冲洗罐保持干燥状态，每 24 小时更换一次，防止感染。

（3）吸痰管外径应小于等于气管插管内径的 1/2，患儿吸痰时，吸痰管宜细，吸力要小。

（4）插入吸痰管时不可有负压，以免造成呼吸道黏膜损伤。

（5）吸痰压力：成人为 0.02～0.04MPa；婴幼儿为 0.008～0.013MPa。

（6）每次吸痰时间保持在 15 秒之内，最多 3 次，停 2～3 分钟后再重复吸。

（7）吸引过程中要注意观察生命体征、呼吸和血氧饱和度，如憋气、剧烈咳嗽，应立即拔除吸痰管，以防窒息。

（8）贮液瓶内痰液不得超过 2/3，每天清洗消毒 1 次。

（9）吸痰过程中应做好气管插管固定，防止非计划性拔管。

任务四　胸腔闭式引流技术

【目的】

引流胸膜腔内的气体，恢复胸膜腔负压，促进肺复张。

【准备】

1. 护士准备　着装整洁，洗手，戴口罩。

2. 患者准备　解释胸腔闭式引流的目的，减轻其紧张感。

3. 用物准备　一次性胸腔闭式引流瓶（内置 500～800ml 生理盐水，其量以长管位于水下 3～4cm 为宜）、一次性无菌换药包、大止血钳 2 把、消毒液、胶带。

4. 环境准备　环境整洁、安静，室内光线适宜。

【应用】

1. 操作步骤　见表10-4。

表10-4　胸腔闭式引流技术操作

操作步骤	操作方法	沟通
核对 解释	• 核对医嘱，准确无误 • 核对床号、腕带信息（姓名、出生年月） • 向患者或家属解释	• 您好，请问您叫什么名字？您的出生年月？ • 我是您的责任护士，（我叫＊＊），我现在遵医嘱为您更换胸腔闭式引流瓶
评估	• 观察生命体征，胸痛及呼吸困难程度，呼吸频率、节律等 • 观察胸腔引流管局部情况，有无皮下气肿，引流液的颜色、性质及量，咳嗽时有无气泡溢出 • 查看水柱波动情况（正常水柱波动4~6cm）	• 我先看一下伤口和引流情况 • 伤口敷料干燥，引流液颜色正常，水柱波动良好，引流通畅 • 您先休息一会，我去准备用物
准备	• 按七步洗手法洗手，戴口罩 • 携用物至床旁 • 协助患者取平卧位或舒适体位	
更换胸瓶	• 携用物至床旁 • 协助取舒适体位 • 用两把止血钳双向夹闭胸腔引流管，距伤口至少10cm • 用无菌纱布断开引流管 • 消毒引流管口切面，向外螺旋消毒两次 • 将引流管与新引流瓶连接，用胶带牢固固定连接处 • 松开止血钳，嘱深吸气后咳嗽，观察水柱波动情况 • 将引流瓶放置低于胸腔60~100cm • 引流瓶上标记更换日期及责任人	• 在操作中如您感觉不舒服，请及时告诉我 • 请您咳嗽两声 • 水柱波动良好，引流通畅
整理	• 协助患者取半卧位，整理床单位 • 处理用物，分类放置	• ＊＊，引流瓶已经为您更换好，留管期间请您多做深呼吸，常咳嗽，勤翻身，多活动，利于引流物排出。翻身活动时防止引流管受压、打折、扭曲、脱出 • 请不要抬高或倒转引流瓶
洗手、记录	• 洗手 • 记录引流液的量、颜色、性质	• 呼叫器放在您枕边了，如果您感到任何不适或有什么需要，请随时按呼叫器，我会及时赶到 • 谢谢您的配合

2. 注意事项

（1）引流瓶放置应低于患者胸部，引流管没入液面以下2~4cm。

（2）妥善固定引流管，防止牵拉、打折、扭曲、受压、脱出。

（3）意外情况的处理：引流管自胸壁脱出，应立即顺切口纹理方向捏紧引流口周围皮肤（注意不要直接接触伤口），立即通知医生处理。

任务五　呼吸功能锻炼

【目的】

改善肺功能，增加呼吸肌力量。

【准备】

1. 护士准备　着装整洁，洗手，戴口罩。

2. 患者准备　讲解呼吸功能锻炼的目的、重要性，取得配合。

3. 环境准备　环境整洁、安静，室内光线适宜。

【应用】

1. 操作步骤　见表 10 – 5。

表 10 – 5　呼吸功能锻炼操作

操作步骤	操作方法	沟通
核对解释	• 核对医嘱，准确无误 • 核对腕带信息（姓名、出生年月） • 向患者或家属解释	• 您好，请问您叫什么名字？您的出生年月？我是您的责任护士（我叫＊＊），现在指导您进行呼吸功锻炼，请您跟我一起做
安置体位	• 两膝半屈位或在膝关节下垫枕，使腹肌松弛	• 先帮您摆好体位，这个体位舒服吗？
腹式呼吸	• 两手分别放在胸部及上腹部 • 用鼻子缓慢吸气，松弛腹肌，腹部的手感觉腹部向上抬起 • 呼气时，收缩腹肌，腹部的手感觉下降	• 请您注意听我讲解和示范 • 请您跟我一起做
缩唇呼吸	• 用鼻子深吸气，呼气时将口唇缩成吹口哨状、胸部前倾、收腹，缓慢呼气	• 请您注意听我讲解和示范 • 请您跟我一起做
评价效果	• 由患者做腹式呼吸及缩唇呼吸运动，观察学习效果	• 请您按我刚才教您的做一遍

2. 注意事项

（1）腹式呼吸，缓慢而深长，用鼻子呼吸。每天练习 2 次，每次 5～15 分钟，每分钟 5～7 次。

（2）缩唇呼吸，深吸慢呼，吸呼时间比应为 1∶2 或 1∶3，每天练习 2 次，每次 10～20 分钟，每分钟 7～8 次。

■ **知识链接**

成人经鼻高流量湿化氧疗

成人经鼻高流量湿化氧疗（HFNC），是一种通过高流量鼻塞持续为患者提供可以调控并相对恒定的吸氧浓度（21%～100%）、温度（31～37℃）、相对湿度的高流量（8～80L/min）吸入气体的治疗方式。

此项技术不但能够减少解剖学无效腔，降低呼出二氧化碳（CO_2）的再吸入，提高呼吸效率，改善氧合，还能够模拟健康人肺部的温度和湿度精准输送高流量气体，提高了患者的舒适度和耐受度，因此在临床广泛应用。

目前临床主要用于轻中度低氧血症（100mmHg≤PaO_2/FiO_2<300mmHg，1mmHg=0.133kPa）、没有紧急气管插管指征、生命体征相对稳定的患者；对轻度通气功能障碍（pH≥7.3）患者也可以谨慎应用，但要做好更换为 NPPV 或气管插管有创正压通气的准备。

•••• **目标检测**

答案解析

1. 患者，男性，65 岁。慢性阻塞性肺气肿 10 余年。为改善通气状况、指导患者做腹式呼吸锻炼，正确的方法是（　）

　　A. 每次进行 30～60 分钟　　　　　　　B. 每分钟 18～20 次

C. 吸气时间短，呼气时间长　　　　　D. 吸气时收腹，呼气时挺腹

E. 用鼻吸气，用鼻呼气

2. 患者，男性，60 岁。慢性咳嗽、咳痰 10 年，近两年来劳动时出现胸闷气短，偶有踝部水肿，门诊以"慢性支气管炎合并慢性阻塞性肺气肿"收入院。护士为患者做胸部叩击时错误的是（　　）

A. 避开心脏、乳房及骨隆突部位　　　B. 叩击力量应适中，以患者不感觉疼痛为度

C. 应尽量在餐后 1 小时至餐前 30 分钟进行　D. 每次持续 5～15 分钟为宜

E. 操作中注意观察患者的反应

3. 患者，女性，68 岁。咳嗽 20 余年，反复咳嗽、咳痰伴喘息 15 年，近 3 年出现逐渐加重的呼吸困难。入院诊断为慢性阻塞性肺疾病。对于上述疾病的缓解期，最重要的护理措施是（　　）

A. 用祛痰剂　　　　　B. 雾化吸入　　　　　C. 加强锻炼

D. 应用抗生素　　　　E. 缩唇腹式呼吸

4. 患者，男性，25 岁。入院诊断为"自发性气胸"，急诊行胸腔闭式引流术。对胸腔闭式引流护理，错误的是（　　）

A. 嘱患者引流瓶放置应低于胸部　　　B. 嘱患者翻身时勿牵拉引流管

C. 保持水封瓶长管没入水中 6～8cm　D. 指导患者多做深呼吸运动

E. 更换引流瓶时应双重夹闭引流管

5. 患者，男性，86 岁。因"慢性支气管炎急性发作，呼吸衰竭"入院治疗，因病情需要使用气管插管，呼吸机辅助治疗。护士对其进行气管插管内吸痰的操作中，不妥的一项是（　　）

A. 采用负压进行吸痰　　　　　　　　B. 吸痰中应观察患者生命体征变化

C. 每次持续吸引时间不超过 15 秒　　D. 两次抽吸间隔时间不超过 3 秒

E. 吸痰时必须使患者平卧且头偏向一侧

（王宇霞）

书网融合……

重点小结

项目十一 循环系统疾病护理技术应用

学习目标

知识目标：通过本项目的学习，掌握循环系统常见疾病护理技术的护理措施；熟悉循环系统常见疾病护理技术的操作目的、注意事项；了解消化循环系统常见疾病护理技术的适应证。

技能目标：具备实施循环系统常见疾病护理技术的能力，并能根据患者情况进行健康教育。

素质目标：通过本项目的学习，树立以患者为中心的服务理念，具备团队合作精神和临床思维。

情境导入

情境：患者，男性，58 岁。在工地上因残墙倒塌压住胸腹部，肋骨骨折，昏迷，胸部疼痛明显，无胸闷、气促、呼吸困难，无腹胀、腹痛等。查体：T 37.3℃，P98 次/分，R32 次/分，BP 90/60mmHg，由"120"急救车送入医院急诊科。

护理任务：

1. 进行胸部体格检查。
2. 进行心电图描记。
3. 进行心电监护。
4. 进行中心静脉压监测。

任务一 循环系统评估技术

【目的】

1. 评估循环系统功能。
2. 监测循环系统病情变化。

【准备】

1. 护士准备 着装整洁，洗手、戴口罩。

2. 患者准备 向患者解释检查的方法、目的、配合要点及注意事项，减轻其紧张感，安置舒适体位。

3. 用物准备 听诊器、免洗手消毒液。

4. 环境准备 环境整洁、安静，室内光线明亮，温度适宜。

【应用】

1. 操作步骤 见表 11-1。

表 11-1 循环系统评估技术操作

操作步骤	操作方法	沟通
核对 解释	• 核对患者床号、姓名、腕带信息 • 向患者或家属解释	• 您好，请问您叫什么名字？（我叫＊＊＊）＊室＊床＊＊＊，我是您的责任护士＊＊，我现在要给您做一些检查，您不用紧张

续表

操作步骤	操作方法	沟通
准备	• 按七步洗手法洗手 • 为患者遮挡屏风或床帘 • 协助患者取低枕仰卧位，双手置于身体两侧，充分暴露腹部	• 请您平躺，解开上衣，双手放于身体两侧
视诊	• 观察心前区外形与右侧相应部位是否对称，有无异常隆起或凹陷 • 观察心尖搏动情况 • 观察心前区有无异常搏动	• 请您放松
听诊	• 患者取仰卧位或坐位 •• 听诊位置 • 二尖瓣区：位于心尖搏动最强点。心脏大小正常时，多位于第 5 肋间左锁骨中线稍内侧 • 肺动脉瓣区位于胸骨左缘第 2 肋间 • 主动脉瓣区位于胸骨右缘第 2 肋间 • 主动脉瓣第二听诊区位于胸骨左缘第 3、4 肋间 • 三尖瓣区位于胸骨体下端左缘，即胸骨左缘第 4、5 肋间 •• 听诊顺序 • 心脏听诊通常自二尖瓣区开始，然后循逆时针方向按二尖瓣区、肺动脉瓣区、主动脉瓣区、主动脉瓣第二听诊区和三尖瓣区的顺序进行 • 也可依病变好发部位按二尖瓣区、主动脉瓣区、主动脉瓣第二听诊区、肺动脉瓣区和三尖瓣区的顺序进行 •• 听诊内容 • 心率、心律、心音、额外心音、杂音和心包摩擦音	• 我现在为您听诊
叩诊	•• 叩心浊音界 • 患者取仰卧位或坐位 • 叩诊以轻叩为宜，力度适中，用力均匀 • 先叩左界，后叩右界	• 现在给您叩诊心脏，如果感到不适，请您告诉我
触诊	•• 触诊心尖搏动：确定心尖搏动及心前区其他搏动的位置、强弱和范围 •• 触诊震颤音：手掌或手指指腹感觉到的一种细微震动感 •• 触诊心包摩擦感：是一种与胸膜摩擦感相似的心前区摩擦振动感，以胸骨左缘第 4 肋间处最易触及，多呈收缩期与舒张期双相，以收缩期、前倾坐位或深呼气末明显	• 现在给您触诊胸部，如果有不适，请您告诉我 • 请您坐起来，身体前倾 • 请深吸气，呼气

2. 注意事项

（1）检查时站在患者右侧。

（2）检查手法轻柔，触诊前先将手搓热。

任务二　心电图描记

【目的】

1. 评估心脏问题。

2. 了解人工起搏器的情况。

【准备】

1. 护士准备　着装整洁，洗手、戴口罩。

2. 患者准备 向患者解释检查的方法、目的、配合要点及注意事项，减轻其紧张感，安置舒适体位。

3. 用物准备 心电图机、屏风、盐水棉球。

4. 环境准备 环境整洁、安静，室内光线明亮，温度适宜。

【应用】

1. 操作步骤 见表 11 – 2。

表 11 – 2　心电图描记操作

操作步骤	操作方法	沟通
核对解释	• 核对患者床号、姓名、腕带信息 • 向患者或家属解释	• 您好，请问您叫什么名字？（我叫＊＊＊）＊室＊床＊＊＊，我是您的责任护士＊＊，我现在要给您做心电图，您不用紧张
评估	• 评估患者意识状态及配合情况 • 评估室温及患者皮肤情况	• 请您平躺，解开上衣，我先看看您的皮肤情况
准备	• 按七步洗手法洗手 • 为患者遮挡屏风或床帘 • 协助患者取下身上金属物品、电子产品	• 请您将金属物品取下，电子产品取出放在旁边
心电图测量	• 接通电源，打开心电图机电源，检查机器性能及导线：校对标准电压与走纸速度（心电图默认走纸 25mm/s，振幅 1mV） • 患者安静休息 1～2 分钟，解开上衣，暴露胸部、手腕、脚腕处皮肤，去除手表等导电介质，如胸毛过多，予以剔除 • 用生理盐水涂于局部皮肤。 • 按照标准位置放置各个肢体导联并且连接紧密：右手腕 – 红色，左手腕 – 黄色，左脚腕 – 绿色，右脚腕 – 黑色 • 按照国际统一标准，准确安放胸导联电极： V_1：在胸骨右缘第四肋间隙； V_2：在胸骨左缘第四肋间隙； V_3：在 V_2 与 V_4 连线的中点； V_4：在左锁中线与第五间隙的交点； V_5：在左腋前线与 V_4 同一水平上的交点； V_6：在左腋中线与 V_4 同一水平上的交点 • 检查安放位置是否有误 • 启动滤波键 • 指导患者平静呼吸，制动，再次确认导联无干扰，按动走纸键完成 12 个导联的心电图记录 • 在心电图单上标记患者的姓名、性别、年龄 • 取下胸部电极，撤下肢体导联线	• 开始做心电图了，您不要动，保持平静呼吸
整理记录	• 擦净患者皮肤，整理衣物，协助取舒适卧位 • 整理床单位及用物（切断心电图机电源，整理、妥善放置各种导线） • 心电图机及导线使用酒精擦拭后，用清水再次擦拭，待干备用，必要时给予充电	• 心电图给您做完了，谢谢您的合作

2. 注意事项

（1）受检者保持平静，避免紧张，检查前不吸烟，不喝刺激性饮品。

（2）心电图采集标准时间是 10 秒，发现异常可延长采集时间。

（3）心电图重叠影响分析时，可调整导联间距，避免出现波形重叠。

任务三　心电监护

【目的】

1. 及时发现心律失常。
2. 评估心脏功能。
3. 监测心肌梗死。
4. 观察病情变化。
5. 评估复苏效果。

【准备】

1. 护士准备　着装整洁，洗手、戴口罩。

2. 患者准备　向患者解释检查的方法、目的、配合要点及注意事项，减轻其紧张感，安置舒适体位。

3. 用物准备　心电监护仪、导联线、电极片、酒精、棉签、免洗手消毒液。

4. 环境准备　环境整洁、安静，室内光线明亮，温度适宜。

【应用】

1. 操作步骤　见表 11 - 3。

表 11 - 3　心电监护操作

操作步骤	操作方法	沟通
核对 解释	• 核对患者床号、姓名、腕带信息 • 向患者或家属解释	• 您好，请问您叫什么名字？（我叫＊＊＊）＊室＊床＊＊＊，我是您的责任护士＊＊，我现在要给您做心电监护，您不用紧张
评估	• 评估患者意识状态及配合情况 • 评估室温及患者皮肤情况	• 请您平躺，解开上衣，我先看看您的皮肤情况
准备	• 按七步洗手法洗手 • 为患者遮挡屏风或床帘	• 请您放松
连接 监护仪	• 协助患者取低枕仰卧位，双手置于身体两侧 • 连接电源，打开主机开关 • 连接导联线 • 用酒精棉签清洁电极片位置： 右上（RA）电极在右锁骨中线第一肋间；左上（LA）电极在左锁骨中线第一肋间；右下（RL）电极在右锁骨中线剑突水平处；左下（LL）电极在右锁骨中线剑突水平处；胸导联（C 或 V）电极在胸骨左缘第四肋间 • 连接电极片 • 血压监测 • 心电监测 • SPO_2 监测 • 设定报警值、时间 • 调至主屏，监护并记录	• 我现在给您清洁一下皮肤，有点凉
撤机	• 关掉电源开关，撤去导联线及电极片	• 您好，您的病情已经稳定，现在我将心电监护仪撤掉

2. 注意事项

（1）电极片位置放置准确，各种导线妥善固定，不得折叠、扭曲、相互缠绕，不宜从腋下穿过。

（2）血氧饱和度探头安放位置正确（健侧），探头有灯泡一侧，置于指甲背面。

（3）血压袖带正确放置，松紧适宜（以能放进 1 指为度）。

（4）注意避免交流电、肌电、线路连接不良所致的伪差。

任务四 中心静脉压监测

【目的】

1. 评估血容量、右心前负荷及右心功能。

2. 用于严重创伤、休克、急性循环衰竭等危重患者的监测。

【准备】

1. 护士准备 着装整洁，洗手、戴口罩。

2. 患者准备 向患者解释检查的方法、目的、配合要点及注意事项，减轻其紧张感，安置舒适体位。

3. 用物准备 治疗盘、输液器、测压管、测量尺、三通接头 2 个、生理盐水、免洗手消毒液。

4. 环境准备 环境整洁、安静，室内光线明亮，温度适宜。

【应用】

1. 操作步骤 见表 11 - 4。

表 11 - 4 中心静脉压监测操作

操作步骤	操作方法	沟通
核对 解释	• 核对患者床号、姓名、腕带信息 • 向患者或家属解释	• 您好，请问您叫什么名字？（我叫＊＊＊）＊室＊床＊＊＊，我是您的责任护士＊＊，由于病情需要，我现在要给您进行中心静脉压监测，您不用紧张
评估	• 检查中心静脉导管部位、穿刺点皮肤、导管通畅情况	• 我先看看您的导管情况
准备	• 按七步洗手法洗手 • 协助患者取平卧位	• 请您平卧
指标 监测	• 生理盐水接输液管后连接三通接头及测压管，测压管上端与大气压相通，前端接三通接头并排气 • 消毒中心静脉导管接头后与三通接头连接，检查导管通畅情况并冲管，将测压管固定在测量尺上 • 调零点 ①手工调零点：将测量尺的零点对准患者腋中线第四肋间，相当于右心房水平 ②仪器调零点：按调零钮，仪器会自动调定零点 • 再次确定管道通畅 ①回血好 ②液面随呼吸上、下波动（口述） • 测压 ①转动三通，关闭输液通路、开放测压管通路，使测压管与中心静脉导管相通 ②液面要高于患者实际的 CVP 值 ③待测压管内液面自然下降至有轻微波动而不再下降时，测压管上的数值即为中心静脉压 ④调节三通，关闭测压管，开放输液通路 • 评估管道连接有无错误，各接头连接是否紧密，输液是否通畅	• 检测过程中请您不要动

续表

操作步骤	操作方法	沟通
整理 记录	• 向患者及家属解释及交代注意事项 • 安置患者，整理处置用物，规范洗手 • 记录 CVP 值，并及时汇报处理	• 中心静脉压给您测量完了，谢谢您的配合

2. 注意事项

（1）测压管刻度的"0"调节与患者腋中线第四肋间平行，相当于右心房水平。

（2）如测压过程中发现静脉压突然出现显著波动性升高时，提示导管尖端进入右心室，立即退出一小段后再测。

（3）如导管阻塞无血液流出，应用输液瓶中液体冲洗导管或变动其位置；若仍不通畅，则用肝素或枸橼酸钠冲洗。

（4）测压管留置时间，一般不超过 5 天，时间过长易发生静脉炎或血栓性静脉炎，若留置 3 天以上时，需用抗凝剂冲洗，以防血栓形成。

知识链接

中心静脉压与血压的应用

中心静脉压可作为临床上作为补液速度和补液量的指标。受心功能、循环血容量、血管张力等较多因素影响，仅用来评估血容量并不可靠。因此通常同时监测血氧、心输出量等进行综合分析和判断。

中心静脉压与血压之间的关系

中心静脉压	血压	提示意义
降低	降低	有效血容量不足
升高	降低	心功能不全
升高	正常	容量负荷过重
进行性升高	进行性降低	严重心功能不全或心包压塞
正常	降低	心功能不全或血容量不足，可给予补液试验

目标检测

答案解析

1. 患者，男性，45 岁。在休克治疗中，测得 CVP 为 $5cmH_2O$，血压为 85/46mmHg，每小时尿量为 15ml，则该患者最可能的原因与处理措施为（　　）

   A. 有效循环血容量不足，需快速、充分补液以纠正休克

   B. 心肌收缩无力，应用强心药物

   C. 心、肾功能不全，限制补液

   D. 外周血管阻力低，使用收缩血管药物

   E. 心功能不全，进行强心治疗

2. 测定中心静脉压时，测压玻璃管的零点应在（　　）

   A. 胸骨角水平　　　　　　B. 右心房中点水平　　　　　　C. 剑突水平

D. 右心室中点水平　　　　E. 锁骨中点水平

3. 患者，女性，52岁。因急性心肌梗死入院，遵医嘱进行多功能心电监护，护士需要为患者做的准备不包括（　　）

　　A. 告知患者及家属使用监护仪的目的、方法

　　B. 根据病情采取舒适卧位

　　C. 清洁皮肤

　　D. 清洁指甲

　　E. 备皮

4. 为患者做心电图时，5根导联的放置位置正确的是（　　）

　　A. RA：胸大肌右缘第一肋间　　　　B. LA：胸骨左缘锁骨中线第一肋间

　　C. RL：右腋中线剑突水平处　　　　D. LL：左锁骨中线脐水平处

　　E. C：胸骨左缘第二肋间

5. 不会影响 SPO_2 监测的因素是（　　）

　　A. 血红蛋白的质量　　　　B. 脉搏的强弱　　　　C. 血液中的静脉含氧量

　　D. 肤色深浅　　　　E. 放置探头距离心脏的位置

（樊晓琴）

书网融合……

重点小结

项目十二 消化系统疾病护理技术应用

学习目标

知识目标：通过本项目的学习，掌握消化系统常见疾病护理技术的护理措施；熟悉消化系统常见疾病护理技术的目的、注意事项；了解消化系统常见疾病护理技术的适应证。

技能目标：具备实施消化系统常见疾病护理技术的能力，并能根据患者情况进行健康教育。

素质目标：通过本项目的学习，树立以患者为中心的服务理念，具备严谨求实、善于观察和乐于探究的科学精神，提高沟通、合作、应变及评判性思维能力。

情境导入

情境：患者，男性，60 岁。因"上腹痛伴恶心、呕吐，发热"入院。患者 3 天前无明显诱因出现上腹疼痛，并向腰背部放射，伴恶心、呕吐、寒战、发热、黄疸。查体：T 38.9℃，P 105 次/分，R 24 次/分，BP 130/90mmHg，Murphy 征阳性。B 超检查见胆总管结石，肝内外胆管扩张。患者有 2 型糖尿病病史 20 年，日常服用降糖药控制血糖。

入院诊断：胆囊结石、胆囊炎、胆总管结石。给予抗炎、抑酸、补液、对症治疗，行胆囊切除术、胆总管切开取石、T 管引流术。

护理任务：

1. 术后留置 T 管引流，请做好相关护理。

2. 术后为患者实施胃肠外营养支持，行锁骨下静脉穿刺置管，遵医嘱为置管部位更换敷料。

3. 术后继续抗炎、补液治疗，为控制输液速度，应用输液泵输液。

4. 术后遵医嘱每日监测患者血糖变化。

5. 术后 1 周，患者出现腹痛、腹胀、恶心、呕吐，遵医嘱行胃肠减压治疗。

任务一 消化系统评估技术

【目的】

1. 评估消化系统功能。

2. 监测消化系统病情变化。

【准备】

1. 护士准备 着装整洁，洗手、戴口罩。

2. 患者准备 向患者解释检查的方法、目的、配合要点及注意事项，减轻其紧张感。安置舒适体位。

3. 用物准备 听诊器、免洗手消毒液。

4. 环境准备 环境整洁、安静，室内光线明亮，温度适宜。

【应用】

1. 操作步骤 见表 12 – 1。

表 12 – 1　消化系统评估技术操作

操作步骤	操作方法	沟通
核对 解释	• 核对患者床号、姓名、腕带信息 • 向患者或家属解释	• 您好，请问您叫什么名字？（我叫＊＊＊）＊室＊床＊＊＊ • 我是您的责任护士＊＊，我现在要给您做一些检查，您不用紧张，配合我就行
准备	• 按七步洗手法洗手 • 为患者遮挡屏风或床帘 • 协助患者取低枕仰卧位，双手置于身体两侧，充分暴露腹部	
视诊	• 观察腹部外形有无隆起或凹陷，是否对称 • 观察有无肠型、蠕动波 • 观察腹式呼吸有无增强或减弱 • 观察腹壁有无静脉曲张	• 请您双腿屈膝
听诊	• 听诊肠鸣音持续 1 分钟，有无肠鸣音亢进、减弱或消失 • 听诊上腹部、腹中部及下腹部有无血管杂音	• 请您放松
叩诊	•• 肝区叩击痛： • 患者取平卧位 • 用左手掌平放在其肋肝区 • 右手握空拳以轻到中等力量叩击左手背，检查有无肝区叩击痛 •• 肾区叩击痛： • 患者取坐位或侧卧位 • 用左手掌平放在其肋脊角处（肾区） • 右手握空拳以轻到中等力量叩击左手 •• 移动性浊音： • 患者取仰卧位 • 自腹中部脐水平向右侧叩诊，由鼓音变为浊音时，叩诊板指固定不动，嘱患者左侧卧位，稍停留片刻，再度叩诊，若呈鼓音，提示浊音区发生改变，向左侧继续叩诊，由鼓音变为浊音时，叩诊板指固定不动，嘱患者右侧卧位后稍停留片刻，再度叩诊，以核实浊音是否随体位而变动	• 现在给您叩诊肝脏，如果感到疼痛，请您告诉我 • 现在请您侧卧，给您叩诊肾脏，如果感到疼痛，请您告诉我 • 现在请您平卧 • 现在请您向左侧侧卧 • 现在请您向右侧侧卧
触诊	• 触诊腹壁：检查腹壁紧张度，有无压痛、反跳痛 •• 触诊肝脏： • 协助患者取仰卧位，双腿屈曲 • 单手触诊：右手 4 指并拢，掌指关节伸直，平放于患者右锁骨中线上估计肋下缘的下方，嘱患者做腹式呼吸，呼气时手压向深部，吸气时手指向前迎触下移的肝脏边缘。如此反复，并由腹部稍下方逐渐向肋缘处移动，直到触及肝缘或肋缘 • 双手触诊：检查者右手位置同单手触诊法，左手手掌置于患者右腰部，将肝脏向上托起，拇指张开放于右季肋部，限制右下胸扩张，以增加膈肌下移的幅度，使吸气时下移的肝脏更易被触及 • 触诊肝脏时应注意其大小、质地、边缘与表面状态、有无压痛等 •• 触诊脾脏： • 患者取仰卧位，双腿屈曲 • 左手掌放于患者左胸下部第 9~11 肋骨部位，将脾脏从后向前托起 • 右手掌平放于患者脐部，手指与左侧肋缘约呈垂直方向，以肝脏触诊同样方法，配合呼吸触诊，迎触脾脏，直至触及脾缘或左肋缘 •• 检查 Murphy 征： • 左手掌平放在患者右侧胸壁，拇指于肋缘与锁骨中线交界处向下勾压胆囊	• 现在给您触诊腹部，如果感觉疼痛，请您告诉我

续表

操作步骤	操作方法	沟通
触诊	·嘱患者做腹式呼吸 ··触诊麦氏点： ·右手4指并拢，在患者脐与右髂前上棘连线中、外1/3交界处按压，检查压痛 ·深压后突然向上抬起，检查反跳痛	·给您检查完了，谢谢您的配合

2. 注意事项

（1）按视诊、听诊、叩诊、触诊的顺序进行。

（2）检查前嘱患者排空膀胱，以防膀胱充盈影响检查。

（3）检查时站在患者右侧。

（4）检查手法轻柔，触诊前先将手搓热。

任务二　血糖监测技术

【目的】

1. 评估血糖水平。

2. 提供临床诊断、治疗依据。

3. 评价治疗效果。

【准备】

1. 护士准备　着装整洁，洗手、戴口罩。

2. 患者准备　向患者解释血糖监测的目的、方法、配合要点及注意事项，减轻其心理紧张感。

3. 用物准备　治疗盘内放血糖仪、血糖试纸、采血针、无菌棉签、75%乙醇、免洗手消毒液。

4. 环境准备　环境整洁、安静，室内光线明亮，温度适宜。

【应用】

1. 操作步骤　见表12-2。

表 12-2　血糖监测技术操作

操作步骤	操作方法	沟通
核对 评估	·核对患者床号、姓名、腕带信息 ·向患者或家属解释 ·核对医嘱 ·核对患者上次进餐时间，是否空腹	·您好，请问您叫什么名字？（我叫＊＊＊）＊室＊床＊＊＊，我是您的责任护士＊＊，我现在遵医嘱给您测血糖，请您配合 ·您现在是空腹吗？（是） ·我现在去准备用物，请稍等
检查 准备	·洗手、戴口罩 ·检查血糖仪能否正常开机 ·检查试纸是否在有效期 ·检查两者是否匹配 ·检查采血针是否未开启	

续表

操作步骤	操作方法	沟通
血糖 监测	• 协助患者取坐位或平卧位，暴露采血部位（无名指指尖） • 拧开采血笔，将采血针嵌入芯杆内，去除护帽，套回笔帽，根据皮肤情况选择穿刺深度，刻度"1"穿刺深度最浅，刻度"5"穿刺深度最深，旋紧调整套 • 用 75% 乙醇消毒无名指指腹，待干 • 核对机器代码与试纸代码是否一致，将试纸条插入试纸槽内 • 捏住患者指腹，用采血针刺入已消毒的指尖侧面，用无菌棉签擦拭第一滴血 待血糖仪显示屏出现滴血标志时，将第二滴血滴入或轻触试纸顶端吸满血样 • 滴血后用干棉签按压采血部位 1~2 分钟，读取显示屏上的血糖值，并告知患者，取出血糖试纸，关闭血糖仪 • 协助患者取舒适体位，整理床单位，进行健康指导	• 请您伸出手指，采血时会有点疼，请您配合
处理 记录	• 处理用物 • 洗手，记录血糖监测结果、监测时间	• 血糖给您测完了，谢谢您的配合

2. 注意事项

（1）使用前应仔细检查试纸和血糖仪，确定有效和匹配，保证结果准确、可靠。

（2）血糖监测应遵医嘱按时执行，严格掌握采血时间，如空腹、餐后 1 小时、餐后 2 小时、随机血糖等。

（3）严格执行查对制度及无菌操作原则，采血后将采血针弃至锐器盒内。

（4）采血量不能少于 0.05ml，切勿以过度挤压采血部位的方式获得血样，以免大量组织间液混入血样而影响血糖测试结果。

知识链接

无创血糖监测仪

2019 年，我国自主研发的"无创血糖仪"获批上市，成为国内首款获批、国际领先的无创血糖仪产品。该无创血糖仪基于代谢热整合法，运用多传感器集成技术，实现了血糖的无创、快速测量（小于 1 分钟）。

无创血糖仪通过运用温度、红外、湿度以及光学等多传感器集成技术，将反映代谢热量的温度、湿度、血液流速及血氧饱和度数据化，再通过代谢产生的热量与血糖浓度、供氧量的函数关系进行计算，最终得到血糖浓度数值。该血糖仪实现完全无创测量，只用将示指或中指放入指夹式探头内就可以实现血糖测量，没有任何创伤，可避免刺破手指带来的感染风险，极大地减轻了患者痛苦，在降低糖尿病患者血糖管理的综合成本的同时，也为血糖的连续检测提供可能。

任务三 输液泵及微量注射泵治疗技术

【目的】

准确控制输液速度和量，使药液匀速、用量准确并安全进入患者体内。

【准备】

1. 护士准备 着装整洁，洗手、戴口罩。

2. 患者准备　向患者解释使用输液泵（微量注射泵）的目的、方法、配合要点及注意事项，减轻其紧张感。

3. 用物准备　治疗盘内铺治疗巾，药液、安尔碘、无菌棉签、弯盘、输液器 1 个（20ml 或 50ml 注射器 + 延长管 2 根）、输液泵、胶布、笔、记录本、免洗手消毒液。

4. 环境准备　环境整洁、安静，室内光线明亮，温度适宜。

【应用】

1. 操作步骤　见表 12 – 3。

表 12 – 3　输液泵及微量注射泵治疗技术操作

操作步骤	操作方法	沟通
核对 解释	• 核对患者床号、姓名、腕带信息 • 向患者或家属解释 • 核对医嘱、药物、剂量	• 您好，请问您叫什么名字？（我叫＊＊＊）＊室＊床＊＊＊，我是您的责任护士＊＊，我现在遵医嘱给您进行输液泵（微量注射泵）注射药物 • 我现在去准备用物，请稍等
准备 药物	• 洗手、戴口罩 • 遵医嘱准备液体及用药（微量注射泵需将药物抽入 20ml 或 50ml 注射器） • 输液袋（注射器）空白标签上需注明床号、姓名、药名、浓度、剂量、加药时间等	
开机 检查	• 将输液泵（微量注射泵）固定在输液架上，连接电源，检查功能是否正常	
管道 安装	•• 输液泵： • 打开泵门 • 将莫菲管下端的输液管由上而下装入输液泵的卡子里 • 关上泵门 • 打开输液管上的调节器 •• 微量注射泵： • 将延长管一端连接注射器 • 排空管内气体 • 将延长管另一端放入无菌治疗巾内 • 再次核对药物 • 将注射器装入注射泵卡槽内	
调节 速度	•• 输液泵 • 打开输液泵背面的电源开关 • 设置输液量、输液流速及每分钟滴速，并双人核对 • 将输液器与静脉通道连接 • 按"启动键"开始输液 •• 微量注射泵： • 设定注射速度 • 将延长管另一端与头皮针连接 • 按"启动键"开始输液	• ＊＊＊，药液已经开始给您注射，在注射药物期间，活动时不要将输液管拔出，如果您有任何不适或有什么需要，请随时按呼叫器，我会及时赶到，这期间我也会经常巡视病房的
观察 记录	• 整理用物 • 记录 • 随时观察患者反应	

续表

操作步骤	操作方法	沟通
停止 输液	• 输液完毕，按"停止键"停止输液 •• 输液泵： • 将输液器与静脉输液通道断开 • 打开泵门，将输液管道取出，关闭泵 •• 微量注射泵：将延长管与静脉输液通道断开，取下注射器 • 关闭电源开关，拔下电源插头	• 药液已经给您输完，谢谢您的配合

2. 注意事项

（1）正确设定输液速度及其他必需参数，防止设定错误延误治疗。

（2）要经常对输液泵进行擦拭，保持清洁，以免影响组件结构的灵敏度，以及药物对输液泵的腐蚀。尤其气泡探头表面要保持清洁，以免降低灵敏度。用水或酒精进行擦洗时，不要使液体流入输液泵内。

（3）保护输液泵传感器，不得用手或其他物品触碰或阻挡传感器或气泡探头，以免影响灵敏度。

（4）仪器不用时，及时切断电源。

（5）仪器发现故障时，及时通知专业维修人员，禁止任何人私自维修。

任务四　中心静脉导管维护操作技术

【目的】

1. 保持穿刺部位无菌状态，预防感染。

2. 保持中心静脉导管固定牢固，防止脱管。

【准备】

1. 护士准备　着装整洁，洗手、戴口罩。

2. 患者准备　向患者解释中心静脉导管维护的目的、方法、配合要点及注意事项，减轻其紧张感。

3. 用物准备　中心静脉专用换药包、导管固定装置、冲封管（更换无针接头）用物：护指型消毒棉片、一次性专用冲洗装置、无针接头。

4. 环境准备　环境整洁、安静，室内光线明亮，温度适宜。

【应用】

1. 操作步骤　见表 12 - 4。

表 12 - 4　中心静脉导管维护操作技术操作

操作步骤	操作方法	沟通
核对 评估	• 核对患者床号、姓名、腕带信息 • 向患者或家属解释 • 评估中心静脉置管情况，观察穿刺点有无红、肿、渗血及渗液，观察导管有无移动或脱出，查看贴膜更换时间、有无潮湿、脱落 • 观察导管体外部分长度 • 询问患者有无疼痛、感觉异常等不适	• 您好，请问您叫什么名字？（我叫＊＊＊）＊室＊床＊＊＊，我是您的责任护士＊＊，我现在要遵医嘱给您更换中心静脉导管敷料，我先看一下您的置管情况 • 请问您置管周围皮肤有没有不舒服？ • 我现在去准备用物，请您稍等

续表

操作步骤	操作方法	沟通
更换无针接头	• 洗手，戴口罩 • 携用物至病房 • 再次核对、解释 • 协助患者取平卧位，头偏向置管部位的对侧，暴露中心静脉置管（PICC 置管者可取平卧位、半卧位或坐位），垫一次性治疗巾 •• 建立无菌区： • 快速手消毒，打开无菌换药包内包皮，铺治疗巾，建立无菌区 • 打开注射器、生理盐水和无针接头外包装，以无菌操作置入无菌区 •• 去除无针接头： • 戴无菌手套，用无菌注射器抽吸 20ml 生理盐水 • 去除无针接头保护帽，预冲无针接头，排气备用 • 打开酒精棉片包装，备用 • 持无菌纱布去除旧无针接头 • 使用酒精棉片多方位用力擦拭导管末端横切面及螺旋接口，不少于 15 秒 •• 更换无针接头： • 消毒接口，更换输液接头后，抽回血确定导管在静脉内 • 以脉冲方式冲入生理盐水并正压封管	• 您好，请问您叫什么名字？（我叫＊＊＊）我现在要给您更换敷料了，请您躺好，换敷料时身体不要动
揭除敷料	• 观察并记录导管置入深度 • 围绕置管部位的四周向外牵拉揭开敷料，避免牵动导管，使之脱出，不用手触摸贴膜覆盖内的皮肤 • 固定导管，自穿刺点远心端向穿刺点方向180°角反折揭除透明敷料 • 再次评估穿刺点及导管情况，穿刺部位有无红肿、渗出，导管有无移位或打折 • 去除导管固定装置	• 请您身体不要动
消毒皮肤	• 清洁皮肤：快速手消毒。用 75% 乙醇棉棒清洁皮肤，以穿刺点为中心，避开穿刺点周围 1cm，顺时针、逆时针交替擦拭 3 次，清洁范围大于贴膜，注意固定导管并彻底清洁穿刺点周围皮肤，去除皮脂、皮屑及胶痕，充分清洁毛囊根部 • 消毒皮肤：固定好导管，用 2% 葡萄糖酸氯己定醇消毒液消毒皮肤，以穿刺点为中心，"回"字形用力擦拭消毒至少 2 次，时间 >30 秒，消毒范围大于贴膜，消毒时注意固定导管，并加强固定翼及延长管消毒，消毒剂应自然待干	
固定	• 快速手消毒，将导管固定装置投放于无菌区内 • 戴无菌手套，安装导管固定装置，以穿刺点为中心，无张力放置透明敷料，导管塑形，双手掌抚平并按压敷料，胶带固定透明贴膜边缘，高举平台法固定延长管，脱去手套 • 在无菌胶带上记录换药时间、操作者姓名，粘贴在贴膜边缘	
安置处理	• 协助患者整理衣物及床单位 • 整理用物 • 协助患者取舒适卧位	• ＊＊＊，敷料已经给您换好，有什么不舒服吗?
洗手记录	• 洗手 • 书写护理记录	• 中心静脉导管已给您固定好，请您不要自行拔出导管，翻身时注意不要使管道折叠或受压，保持局部清洁干燥，贴膜如有卷边、松动，或贴膜下有汗液时，请及时通知护士更换，不要擅自撕下贴膜 • 谢谢您的配合

2. 注意事项

（1）严格执行无菌操作技术。

（2）置管后 24 小时内要注意观察有无局部肿胀及皮下气肿等情况。

（3）保持置管部位清洁干燥，禁止搔抓、摩擦，嘱患者穿宽松衣物，防止牵拉或压迫导管。

（4）揭除敷料后应注意观察导管有无移位，导管周围皮肤有无渗血、渗液、发红、分泌物等。

（5）消毒皮肤后，待消毒液完全晾干后方可贴敷料，以免影响敷料黏性。

任务五　胃肠减压护理技术

【目的】

1. 消除或减轻肠梗阻症状。

2. 术后吸出胃肠内容物和气体，减轻腹胀，降低切口张力，减轻切口疼痛，改善胃肠壁血运，促进切口愈合，促进肠蠕动恢复。

3. 减少胃肠内容物从穿孔部位漏入腹腔，防止腹腔炎症加重。

4. 观察引流物变化，判断病情。

【准备】

1. 护士准备　着装整洁，洗手、戴口罩。

2. 患者准备　向患者解释胃肠减压的目的、方法、配合要点及注意事项，减轻其紧张感。

3. 用物准备　治疗盘内放胃管 1 根、一次性负压引流器、镊子 1 把、治疗碗 2 个、纱布数块、压舌板 1 个、石蜡油棉球 1 包、20ml 注射器、治疗巾、听诊器、手套、棉签、弯盘，另备温开水、别针、手电筒、笔、记录本。

4. 环境准备　环境整洁、安静，室内光线明亮，温度适宜。

【应用】

1. 操作步骤　见表 12 - 5。

表 12 - 5　胃肠减压护理技术操作

操作步骤	操作方法	沟通
核对 解释	• 核对患者床号、姓名、腕带信息 • 向患者或家属解释	• 您好，请问您叫什么名字？（我叫 ＊ ＊ ＊）＊室 ＊ 床 ＊ ＊ ＊，我是您的责任护士 ＊ ＊，我现在要遵医嘱给您进行胃肠减压，可能会有一些不适，您不用紧张，配合我操作就行 • 我现在去准备用物，请您稍等
胃管 置入	• 再次核对患者 • 按鼻饲技术置入胃管 • 确认胃管在胃内后，固定胃管	• 您好，请问您叫什么名字？（我叫 ＊ ＊ ＊）＊ ＊，我现在要给您下胃管了，插胃管到咽喉部时，会有些恶心，请您放松并做深呼吸和吞咽动作，可以减轻恶心，请您配合
接引 流器	• 检查负压引流器有效期及包装有无破损 • 打开外包装，取出引流器 • 用力按压挤出引流器内所有空气，使之产生负压 • 将负压引流器与胃管连接 • 观察引流是否通畅 • 用别针将引流器固定于床沿	

续表

操作步骤	操作方法	沟通
整理 处置	• 用纱布擦拭患者口、鼻附近及面部 • 整理床单位 • 整理用物	• 胃肠减压已经给您接好，请您在胃肠减压期间不要吃东西喝水，活动时不要压迫、扭曲、折叠或拔出胃管，引流器要始终保持在较低的位置，利于引流。如果您有任何不适或什么需要，请随时按呼叫器，我会及时赶到 • 谢谢您的配合
洗手 记录	• 洗手 • 记录操作时间、胃管置入深度、引流液量、颜色、性状	

2. 注意事项

（1）胃肠减压期间需禁食禁饮，应加强口腔护理，预防口腔感染。

（2）胃肠减压期间应注意从静脉补充营养，记录 24 小时出入液量。

（3）置管期间应每隔 2 小时挤压胃管一次，防止堵管。

（4）引流器应每 24 小时更换 1 次。

任务六　T 管引流护理技术

【目的】

1. 支撑胆道，防止术后胆管狭窄。

2. 引流胆汁，降低术后胆道压力。

3. 引流残余结石。

4. 观察胆汁的量、颜色、性状，及时发现病情变化。

5. 术后经 T 管造影、溶石。

【准备】

1. 护士准备　着装整洁，洗手、戴口罩。

2. 患者准备　向患者解释 T 管引流的目的、方法、配合要点及注意事项，减轻其紧张感。

3. 用物准备　治疗巾、弯盘、一次性无菌引流袋、无齿血管钳、棉签、安尔碘、胶布、免洗手消毒液

4. 环境准备　环境整洁、安静，室内光线明亮，温度适宜。

【应用】

1. 操作步骤　见表 12 - 6。

表 12 - 6　T 管引流护理技术操作

操作步骤	操作方法	沟通
核对 评估	• 核对患者床号、姓名、腕带信息 • 向患者或家属解释 • 观察引流管（引流是否通畅，T 管有无破损、脱出，与引流袋连接是否完好）及引流液情况（量、色、质）	• 您好，请问您叫什么名字？（我叫＊＊＊）＊室＊床＊＊＊，我是您的责任护士＊＊，我现在要遵医嘱给您更换 T 管的引流袋 • 我先看一下您的引流情况 • 我现在去准备用物，请您稍等
安置 体位	• 再次核对患者信息 • 安置平卧位或半卧位，暴露 T 管并确认外露长度	• 您好，请问您叫什么名字？（我叫＊＊＊）＊＊＊，我现在给您更换引流袋，请您躺好

续表

操作步骤	操作方法	沟通
更换 引流袋	• 在 T 管与引流袋连接口下方铺治疗巾 • 放置弯盘 • 打开一次性无菌引流袋，放于治疗巾上 • 用无齿血管钳夹闭 T 管 • 消毒连接口：用棉签蘸取安尔碘消毒液沿 T 管管口切面向外螺旋消毒两次 • 断开引流袋与 T 管连接口 • 再次消毒 T 管管口周围 • 打开新引流袋连接管的安全帽，与 T 管连接	
固定 松钳	• 将引流袋固定于床沿下方的床单上，使之低于 T 管腹壁出口 • 松开止血钳，由近端向远端挤压引流管，观察是否通畅	
整理 安置	• 撤去弯盘 • 撤去治疗巾 • 协助患者取舒适体位，整理床单位	• 引流袋给您换好了，您在下床或翻身时注意不要使管道受到牵拉，以免 T 管脱出，无论您站着还是躺着，都始终使引流袋低于腹壁 T 管出口，以免引流液逆流。如果您有任何不适或有什么需要，请随时按呼叫器，我会及时赶到 • 谢谢您的配合
洗手 记录	• 处理用物 • 洗手 • 记录引流液的量、颜色和性状	

2. 注意事项

（1）严格无菌操作，防止胆道感染。

（2）保持引流袋于合适高度，平卧位低于腋中线，站立位低于腹部切口，防止胆汁逆流。

（3）注意观察引流液颜色、量和性质的变化以及患者腹痛、发热、黄疸的消退情况。

（4）注意有无腹膜刺激征，以及时发现胆汁渗漏。

任务七　三腔管压迫止血技术

【目的】

门静脉高压所致的食管下端、胃底静脉曲张破裂出血压迫止血。

【准备】

1. 护士准备　着装整洁，洗手、戴口罩。

2. 患者准备　向患者解释三腔管压迫止血的目的、方法、注意事项及配合要点，减轻其紧张感。

3. 用物准备　治疗盘 1 个、三腔二囊管、无齿血管钳 3 把、治疗巾、弯盘、石蜡油、棉签、50ml 注射器 1 支、手套、胶布、测压表、砂袋、滑车牵引架或输液架。

4. 环境准备　环境整洁、安静，室内光线明亮，温度适宜。

【应用】

1. 操作步骤　见表 12 - 7。

表 12－7　三腔管压迫止血技术操作

操作步骤	操作方法	沟通
解释评估	• 核对患者床号、姓名、腕带信息 • 向患者或家属解释 • 评估病史、意识、鼻腔情况、心理状态及合作程度	• 您好，请问您叫什么名字？（我叫＊＊＊）＊室＊床＊＊＊，我是您的责任护士＊＊，我现在遵医嘱给您应用三腔管止血，插管过程可能有些不适，我们会尽量减轻您的不适，您不要紧张，请配合我操作 • 我现在去准备用物，请您稍等
检查物品	• 检查三腔管是否通畅 • 检查胃气囊、食管气囊充气情况，检查合格后抽尽气囊内气体	
安置卧位	• 再次核对患者信息 • 安置患者于半卧位或平卧位，头偏向一侧	• 您好，请问您叫什么名字？（我叫＊＊＊）＊＊，我现在要给您插管了，请您躺好，插管时会有一些不舒服，我的动作会尽量轻柔，请您配合
铺巾准备	• 颌下铺治疗巾 • 用湿棉签清洁插管侧的鼻腔	
插管固定	• 用石蜡油充分润滑三腔管前端及气囊外壁 • 经清洁过的鼻孔缓慢插入三腔管，到达咽喉部时嘱患者深呼吸并做吞咽动作 • 插管达 50～60cm 时，用注射器抽吸胃液，确认管道已在胃内 • 用胶布暂固定	• 请您深呼吸，做吞咽动作
充气牵引	• 先向胃气囊内注气 200～300ml，压力为 40～45mmHg • 将三腔管向外牵拉，使胃气囊压迫在胃底部 • 将三腔管尾端连接 0.5kg 砂袋，通过牵引弓或输液架进行持续牵引，砂袋距离地面 30cm 左右 • 将胃管腔末端连接胃肠减压，如观察胃内仍有鲜血引出，再向食管气囊内注气 100～150ml，压力为 30～40mmHg，压迫食管下段	
安置整理	• 安置患者舒适卧位 • 整理床单位	• 三腔管已经给您放置好，三腔管压迫期间尽量减少活动，以免牵拉导管导致脱出，置管期间请您不要吃东西、喝水，如果您有任何不适或有什么需要，请随时按呼叫器，我会及时赶到 • 谢谢您的配合
整理记录	• 整理用物 • 洗手 • 记录插管时间、深度、注气量以及引流液的量、颜色、性状	

2. 注意事项

（1）观察胃肠减压抽出液情况，判断止血效果。

（2）三腔管压迫治疗期间，每 2 小时抽吸胃液 1 次，每 4 小时测量气囊压力 1 次，24～48 小时放气 1 次，将食管气囊气体放掉，同时放松牵引，将胃气囊向胃内送入一些，以防黏膜因长期受压而发生缺血、坏死，每次放气 15～30 分钟再重新充气牵引。

（3）胃气囊注气量要充足，防止牵引时因胃气囊过小进入食管，而压迫心脏。食管气囊注气不可太多，以免过度压迫食管黏膜导致黏膜坏死。

（4）气囊压迫一般 3～4 天，最长不超过 10 天。压迫过久可造成胃、食管黏膜因缺血导致的糜烂。

（5）置管后告知患者取侧卧或平卧位，头偏向一侧，以免口腔分泌物反流至气管。床上活动时注意保护管路，避免管路滑脱、移位。

（6）监测生命体征和引流液情况。

（7）压迫期间应密切观察病情，及时发现并发症或气囊漏气导致压迫无效。

•••• 目标检测

答案解析

1. 患者，男性，40 岁。饮酒后出现上腹部剧痛 3 小时，伴恶心、呕吐就诊。体格检查：意识清楚，腹部平坦，全腹明显压痛，呈板样强直，肠鸣音消失。临床诊断为急性胰腺炎。导致该患者肠鸣音消失最可能的病因是（　）

 A. 肠穿孔   B. 肠血运障碍   C. 机械性肠梗阻

 D. 剧痛而不敢腹式呼吸   E. 炎症刺激而致肠麻痹

2. 患者，女性，35 岁。因"转移性右下腹痛 6 小时"入院，护士对其进行腹部检查的最佳顺序为（　）

 A. 视诊、触诊、叩诊、听诊   B. 视诊、触诊、听诊、叩诊

 C. 视诊、听诊、触诊、叩诊   D. 视诊、听诊、叩诊、触诊

 E. 视诊、叩诊、听诊、触诊

3. 患者，男性，38 岁。有胃溃疡病史 8 年。因突发腹痛 3 小时来急诊。查体的重点应是（　）

 A. 肠鸣音   B. 腹部形态   C. 肝浊音界位置

 D. 直肠指检   E. 腹部积液征

4. 患者，男性，30 岁。有消化道溃疡病史。突发上腹部剧痛 5 小时，伴大汗淋漓、烦躁不安，服用制酸剂不能缓解，考虑有溃疡穿孔的可能。下列选项中最有助于判断穿孔的体征是（　）

 A. 腹肌紧张   B. 肠鸣音消失   C. 腹部移动性浊音阳性

 D. 腹式呼吸减弱   E. 腹部叩诊鼓音

5. 患者，男性，26 岁。1 小时前午餐后打篮球时出现腹部持续性剧烈疼痛，有腹胀、呕吐，呕吐物含少量血性液体，口渴，烦躁不安，中腹部可扪及压痛包块，全腹肌紧张，移动性浊音阳性，肠鸣音减弱。发病以来未排便排气。根据病情，应考虑（　）

 A. 肠套叠   B. 胆囊结石   C. 输尿管结石

 D. 急性单纯水肿性胰腺炎   E. 肠扭转

6. 患者，男性，40 岁。诊断为 1 型糖尿病，患者拟在家中自行监测血糖，护士应告知其餐后 2 小时血糖的正常值是（　）

 A. <4.8mmol/L   B. <5.8mmol/L   C. <6.8mmol/L

 D. <7.8mmol/L   E. <8.8mmol/L

7. 患者，男性，40 岁。因"多饮、多食、多尿半年"入院。护士拟为患者测血糖，下列说法不正确的是（　）

 A. 测血糖前需要校准条码   B. 用 75% 乙醇消毒采血部位

 C. 应拭去第一滴血，取第二滴血   D. 采血部位最好选择指腹两侧

 E. 采血不够时可再次添加血液

8. 患者，男性，45 岁。患肝硬化 5 年，近 6 小时呕血 2 次，每次量约 300ml。入院查体：BP 80/50mmHg，P 120 次/分，巩膜黄染，腹部移动性浊音（＋）。对该患者应采取的最重要措施是（　）

A. 严密观察病情变化　　　　　B. 补充血容量　　　　　　　C. 心理护理

D. 清除胃内积血　　　　　　　E. 气囊管压迫止血

9. 患者，男性，54 岁。因"呕血、黑便半天"入院。患者今日出现呕血 3 次，每次量约 300ml，解黑便 1 次，同时伴有头晕、上腹部疼痛不适。患者患有慢性乙型病毒性肝炎 10 余年。入院后给予双气囊三腔管压迫止血、输血等治疗。双气囊三腔管止血治疗仅适用于（　　）

A. 食管癌合并出血　　　　　　　　　　B. 急性出血性胃炎

C. 幽门管附近的消化性溃疡　　　　　　D. 食管胃底静脉曲张破裂

E. 应激性溃疡导致的消化道出血

10. 患者，男性，72 岁。因酒精性肝硬化食管胃底静脉曲张破裂出血入院，入院后给予双气囊三腔管压迫止血、输血等治疗。气囊持续压迫时间最长不超过（　　）

A. 6 小时　　　　　　　　B. 12 小时　　　　　　　　C. 18 小时

D. 24 小时　　　　　　　E. 36 小时

11. 患者，女性，61 岁。有慢性乙型病毒性肝炎 30 余年，确诊肝硬化 5 年余。此次因"呕血、黑便 1 天"入院。患者呕血 2 次，总量约 1200ml，伴有头晕、心慌、腹痛，遵医嘱给予双气囊三腔管压迫止血。留置双气囊三腔管时，患者突然出现呛咳、发绀，此时护士应（　　）

A. 立即拔出胃管　　　　　B. 嘱患者深呼吸　　　　　C. 指导患者做吞咽动作

D. 稍停片刻再插入　　　　E. 请患者坚持一下

12. 患者，男性，58 岁。因"呕血、黑便"入院。患者在进食午餐后呕血 3 次，伴有腹痛、头晕、心慌，由"120"送入急诊科就诊。患者有肝硬化病史 3 年。入院后遵医嘱立即给予双气囊三腔管压迫止血、输血等治疗。下列不属于留置双气囊三腔管导致并发症的是（　　）

A. 黏膜损伤　　　　　　　B. 胃壁溃疡　　　　　　　C. 吸入性肺炎

D. 头痛　　　　　　　　　E. 窒息

13. 患者，女性，45 岁。行胆总管切开取石 T 管引流术后，T 管引流液每天均在 2000ml 左右，提示（　　）

A. 胆汁量过少　　　　　　B. 胆汁量正常　　　　　　C. 胆管下端梗阻

D. 胆管上端梗阻　　　　　E. 胆管中部梗阻

14. 患者，男性，50 岁。因胆管结石伴胆管炎行胆总管切开取石、T 管引流术，术后 3 天，护士查房时发现 T 管无胆汁流出，患者诉腹部胀痛，首先应（　　）

A. 用无菌生理盐水冲洗 T 管　　　　　　B. 检查 T 管是否受压、扭曲

C. 用注射器抽吸 T 管　　　　　　　　　D. 准备 T 管造影

E. 继续观察，暂不处理

（李　津）

重点小结

项目十三 运动系统疾病护理技术应用

PPT

学习目标

知识目标：通过本项目的学习，掌握止血、包扎、固定、搬运的方法、注意事项和护理要点；熟悉各种止血法、包扎、固定、搬运技术的的适应症及禁忌证；了解止血法、包扎、固定、搬运救护技术的操作原理。

技能目标：具备实施止血、包扎、固定、搬运技术的能力，并能根据患者情况进行健康教育。

素质目标：通过本项目的学习，树立以患者为中心的服务理念，具备严谨求实、善于观察和乐于探究的科学精神，提高沟通、合作、应变及评判性思维能力。

情境导入

情境：患者，男性，48岁。不慎从建筑工地高处坠落，诉背部疼痛，头不能动。左前臂开放性骨折，出血不止。左腿不能动弹，全身多处擦伤。查体：面色苍白，皮肤湿冷，"120"到达现场。

护理任务：

1. 为患者止血。
2. 处理左上肢及左下肢骨折。
3. 将患者安全转运到医院。
4. 现场进行抗休克处理。

任务一 伤口止血技术

【目的】

1. 减少出血，防止发生失血性休克。
2. 挽救生命。

【准备】

1. **护士准备** 着装整洁，洗手、戴口罩。
2. **患者准备** 向患者解释止血的方法、目的、配合要点及注意事项，减轻其紧张感。安置舒适体位。
3. **用物准备** 无菌敷料、绷带、三角巾、现场干净的手帕或布料、止血带、免洗手消毒液。
4. **环境准备** 环境安全。

【应用】

1. **操作步骤** 见表13-1。

表13-1 伤口止血技术操作

操作步骤	操作方法	沟通
核对 解释	· 核对患者信息 · 向患者或家属解释	· 您好，请问您叫什么名字？我是您的急救员。 ＊＊您的伤口在出血，我来帮您处理一下，您放松，我会帮助您的

续表

操作步骤	操作方法	沟通
准备	• 脱去或剪开衣服，暴露伤口，检查出血部位	• 请您放松，我会立即给您止血
指压止血法	指压止血法：用手指、手掌或拳头压迫伤口近心端的动脉经过骨骼表面的部位，阻断血液通过，达到快速止血。常用于中等或较大动脉出血，以及大范围的静脉和毛细血管出血 • 头部出血：颞浅动脉 • 颜面部出血：面动脉 • 头后出血：枕动脉 • 头颈部出血：颈总动脉（不能左右一起按压） • 肩部、腋部出血：锁骨下动脉 • 前臂出血：肱动脉 • 手部出血：桡动脉和尺动脉 • 大腿出血：股动脉 • 足部出血：胫前动脉和胫后动脉	• 请您放松，如果有不舒服，请立即告诉我
加压包扎止血法	加压包扎止血法：适用于全身各部位的小动脉、中小静脉或毛细血管出血 • 检查伤口是否有异物 • 用无菌敷料（毛巾、衬垫）覆盖压迫伤口（超过伤口边缘3cm） • 用三角巾（绷带）用力包扎 • 检查末梢循环	• 请您不要担心，我马上给您止血 • 先让我检查一下伤口是否有异物。如果您有不适请告诉我 • 您看，松紧度还合适吗？
屈肢加垫止血法	屈肢加垫法：前臂和小腿动脉出血时，如无合并骨折或脱位，在关节的屈侧放一卷绷带（毛巾卷），立即强屈肘关节或膝关节	• 您好，请您屈肘（屈膝） • 您好，您不要担心，血已经止住。我会每隔30分钟~1小时给您松开。在这期间如果有不舒服，请您告诉我，我会及时帮您处理
止血带止血法	止血带止血法：四肢有大血管损伤，或伤口大、出血量多时，采用其他方法不能止血时，可选用止血带止血法，在伤口近心端垫好衬垫（绷带、毛巾、平整衣服） • 橡皮止血带止血法：左手在离止血带端约10cm处由拇指、示指和中指握紧，使手背向下放在要扎止血带的部位，右手持带中端绕伤肢一圈半，然后把带塞入左手示指和中指之间，左手的示指与中指紧夹一段止血带向下牵拉，使之成为一个活结 • 布带止血带止血法：止血带（三角巾折成带状）绕伤肢一周，打活结。用绞棒穿入布带圈内，沿顺时针方向绞紧，后固定 • 充气式止血带止血法：将充气式袖带缠在伤口近心端，打开充气阀，充气300mmHg（上肢）或500mmHg（下肢） • 记录止血带安放时间	• 您好，在用止血带止血前，我给您垫上衬垫 • 您好，您不要担心，血已经止住。我会每隔30分钟~1小时给您松开。在这期如果有不舒服，请您告诉我，我会及时帮您处理

2. 注意事项

（1）止血带放置部位要准确，上臂扎在上1/3处，以免损伤神经。

（2）扎止血带前要垫衬垫，且要平整。

（3）压力要适中，压力刚好使远端动脉搏动消失、出血停止。

（4）定时放松，使用止血带总时间不超过5个小时，每隔0.5~1小时放松2~3分钟。

（5）标识明显，使用止血带要注明止血带的时间和部位，并贴在明显的地方。

任务二　伤口包扎技术

【目的】

1. 保护创面、减少污染，固定敷料、药品和骨折部位，压迫止血、减轻疼痛。
2. 防止继发损伤，促进伤口愈合。

【准备】

1. **护士准备**　着装整洁，洗手、戴口罩。
2. **患者准备**　向患者解释伤口包扎的方法、目的、配合要点及注意事项，减轻其紧张感。安置舒适体位。
3. **用物准备**　创可贴、尼龙网套、绷带、三角巾、胶带、就地取材（毛巾、头巾、衣服等）。
4. **环境准备**　环境安全。

【应用】

1. **操作步骤**　见表13–2。

表13–2　伤口包扎技术操作

操作步骤	操作方法	沟通
核对 解释	• 核对患者信息 • 向患者或家属解释	• 您好，请问您叫什么名字？我是急救员。 ＊＊您很痛是吧？我会帮您处理的，您放松，我会帮助您的
准备	• 脱去或剪开衣服，暴露伤口，检查伤口	• 我先检查一下您的伤口
三角巾包扎	三角巾包扎法 •• 头部包扎法： • 头顶帽式包扎法 将三角巾的底边叠成约两横指宽，边缘置于伤病员前额齐眉处，顶角向后。三角中的两底角经两耳上拉向头后部交叉并压住顶角。再绕回前额齐眉打结。顶角拉紧，折叠后嵌入头后部交叉处内 • 风帽式包扎法 将三角巾底边中点及顶角各打一结。顶角放在前额部，底边中点放在枕结节下方。两角向面部拉紧，包绕下颌，交叉拉至枕后打结 •• 肩部包扎法： • 单肩包扎法 三角巾折叠成燕尾式，大片在后压住小片，放于伤侧肩上，燕尾夹角对准伤侧颈部。燕尾底边两角包上臂上部并打结。拉紧两燕尾角，分别经胸、背部至对侧腋前或腋后线处打结 • 双肩包扎法 三角巾折叠成燕尾式，燕尾式角约100°，披在双肩上，燕尾式夹角对准颈后正中，燕尾角过肩，由前向后包肩于腋前或腋后，与燕尾底边打结 •• 胸部包扎法： 三角巾折叠成燕尾式，置于胸前，夹角对准胸骨上凹。两燕尾角过肩于背后，将燕尾顶角系带，与底边在背后打结。然后，将一燕尾角系带拉紧绕横带后上提，再与另一燕尾角打结 •• 腹部包扎法： 将三角巾底边向上，顶角向下横放在腹部。两底角围绕到腰部打结。顶角由两腿间拉向后面与两底角连接处打结	• 您好，我现在对您的伤口进行包扎，如有不适，请您告诉我。我会轻一点的

续表

操作步骤	操作方法	沟通
绷带包扎	绷带包扎法 • 环形包扎法：用于粗细相等部位的包扎，全身损伤均可使用此法。在用其他包扎方法之前，可采用此法来固定敷料 方法：在伤口上方同一部位反复缠绕包扎 • 蛇形包扎法：用于固定敷料、夹板等 方法：环形包扎两圈后，卷轴斜行缠绕，每圈之间保持一定距离而不重叠 • 螺旋形包扎法：用在粗细相等的部位，如上臂、大腿等。弹力绷带可以用在粗细不等的肢体包扎 方法：环形包扎两圈后，呈螺旋缠绕，每一圈覆盖前一圈的 1/3 ~ 1/2 • 螺旋反折包扎法：用于肢体周径大小不等的部位，如前臂、小腿等 方法：与螺旋包扎法相同，每圈必须反折，反折处不可在伤口或骨突起处 • 回返式包扎法：用于伤口断端，如头顶部、断肢处 方法：环形包扎两圈后，从中线开始，做一系列的前后、左右来回反折包扎，每次回到起点，直到伤口全部包住 • "8"字包扎：用于屈曲的关节部位，如肘、髋、膝、踝、手等 方法：关节之处绕两圈，向上、向下相互交叉"8"字形包扎，依次缠绕。每圈在正面与前圈交叉，并叠盖前圈 1/3 ~ 1/2	• 您不要紧张，如果感觉疼痛，请您告诉我

2. 注意事项

（1）包扎伤口前，先清创并盖上消毒纱布再包扎。

（2）伤口表面的异物应除去。

（3）不能取出嵌顿在伤口内的异物，脱出的内脏不能回纳。

（4）包扎松紧要适宜。

（5）包扎方向应从远心端向近心端，以帮助静脉回流，暴露肢体末端，以便观察末梢血液循环。

（6）包扎时伤员应取舒适体位，伤肢保持功能位。

任务三　骨折外固定技术

【目的】

1. 减轻痛苦，预防休克，以免神经、血管、骨骼及软组织再损伤。

2. 有利于伤员的运送。

【准备】

1. 护士准备　着装整洁，洗手、戴口罩。

2. 患者准备　向患者解释骨折外固定的方法、目的、配合要点及注意事项，减轻其紧张感。安置舒适体位。

3. 用物准备　夹板、绷带、三角巾。

4. 环境准备　环境安全。

【应用】

1. 操作步骤　见表 13 - 3。

表 13 – 3　骨折外固定技术操作

操作步骤	操作方法	沟通
核对 解释	• 核对患者信息 • 向患者或家属解释	• 您好，请问您叫什么名字？（我叫＊＊＊） 我是救护员＊＊。您的＊＊＊有骨折，我来帮 您处理一下，您放松，我会帮助您的
准备	• 脱去或剪开衣服，暴露伤口，检查骨折部位	• 我先检查一下您的伤口
固定	•• 上臂骨折固定 • 若一块夹板，在患侧腋窝内垫棉垫或毛巾，在上臂外侧安放 垫好的夹板或其他代用品 • 若两块夹板，则分别置于上臂的后外侧和前外侧。然后用绷 带或毛巾等在骨折的上下端固定 • 肘关节屈曲90°，将患肢捆在胸前，再用三角巾或绷带将其 悬吊于胸前	• 您胳膊不要动，放松，我来帮您固定
	•• 前臂骨折固定 • 用衬好的两块夹板或代用物，其长度分别为肘关节内、外侧 至指尖，分别置于患侧前臂的内、外侧，用布带或细带固定 • 肘关节屈曲90°，将患肢捆在胸前，再用三角巾或绷带将其 悬吊于胸前	• 您放松，如果感觉疼痛，请您告诉我
	•• 大腿骨折固定 • 躯干外侧夹板上至腋窝，下至外踝，短夹板置于大腿内侧， 上至腹股沟，下至内踝 • 在骨隆突处、关节处和空隙处加衬垫，用绷带分别在骨折上 下端、腋下、腰部和关节上下打结固定，足部用"8"字形固 定，使脚与小腿呈功能位	• 现在请您平卧，放松
	•• 小腿骨折固定 • 用两块长度相当于大腿根部到足跟的夹板，分别置于小腿 内、外侧。加垫后分段固定，在骨隆突处、关节处和空隙处 加衬垫，足部用"8"字形固定，使脚与小腿呈功能位	• 现在给您固定骨折部位，如果感觉疼痛，请 您告诉我
	•• 骨盆骨折固定 • 用一条带状三角巾的中段放于腰骶部，绕髋前至小腹部打结 固定，再用另一条带状三角巾中段放于小腹正中，绕髋后至 腰骶部打结固定 • 屈膝，双膝下垫衣物，使髋部放松，减少骨盆部疼痛，两膝 之间加放衬垫，用宽带捆扎固定	• 我协助您屈膝，这样会减轻疼痛
	•• 颈椎骨折固定 • 伤员仰卧在硬质木板或其他硬板上，在头枕部垫一薄枕（毛 巾），使头部成正中位，头部不要前倾斜或后仰，再在头的两 侧垫毛巾卷轴，用一条带子通过伤员额部固定头部，限制头 部向前后左右动，或用上颈托及头部固定器固定头部 • 双肩、骨盆、双下肢及足部用宽带固定在脊柱板上，以免运 输途中颠簸、晃动	• 请您保持头部不要晃动，放松

2. 注意事项

（1）伤口出血，固定前应先止血再包扎。

（2）夹板不能直接接触皮肤，应加衬垫。在夹板两端、骨隆突处和空隙处加厚垫。

（3）夹板长度和宽度要与骨折的肢体相适应。

（4）开放性骨折，现场不复位。

（5）四肢骨折固定，先固定骨折上端，后固定骨折下端。

（6）肢体固定时，患肢要保持功能位，上肢屈肘，下肢伸直。

（7）松紧适度，牢固可靠，但不影响血液循环。

任务四　伤员搬运技术

【目的】

1. 使伤员脱离危险区，尽快送往医院。

2. 最大限度地挽救生命，减轻伤残。

【准备】

1. 护士准备　着装整洁，洗手、戴口罩。

2. 患者准备　向患者解释搬运的方法、目的、配合要点及注意事项，减轻其紧张感。安置舒适体位。

3. 用物准备　担架。

4. 环境准备　环境安全。

【应用】

1. 操作步骤　见表 13 - 4。

表 13 - 4　伤员搬运技术操作

操作步骤	操作方法	沟通
核对解释	• 核对患者信息 • 向患者或家属解释	• 您好，请问您叫什么名字？（我叫＊＊＊）我是急救员＊＊。伤口已经处理好，现在我们将您送到医院，请您配合我
徒手搬运	•• 徒手搬运：搬运伤员过程中凭人力和技巧，不使用任何器具的一种搬运方法。该方法常适用于现场无担架、转运路途较近、伤员病情较轻的情况。常用的方法有单人搬运法、双人搬运法和多人搬运法 • 扶行法：用来扶助伤势轻微并能自行行走的清醒伤病员 方法：救护人员位于伤病员一侧，将伤病员靠近救护人员一侧的手臂抬起，置于救护人员颈部。救护人员外侧的手紧握伤病员的手臂，另一只手扶持其腰。伤病员身体略靠住救护人员 • 抱持法：适用于不能行走、受伤儿童和体重轻的伤病员 方法：救护者蹲于伤病员一侧，一手托其腰背部，一手托其大腿，轻轻抱起伤员；神志清者，可用手扶住救护者的颈部 • 背负法：适用于老幼、体轻、清醒的伤病员。有上、下肢、脊柱骨折不能用此法 方法：患者双手跨过施救者肩膀于胸前交叉，施救者双手穿过患者膝关节下方 • 杠轿式：适用于清醒的伤病员 方法：两名救护人员面对面站于伤病员的背后，呈蹲位。各自用右手紧握左手腕，左手再紧握对方右手腕，组成杠轿。伤病员将两手臂分别置于救护人员颈后，坐在杠轿上 • 双人拉车式：适用于意识不清的伤员 方法：施救者前后将伤员拉起成坐姿。脚位施救者固定伤员下肢。头位施救者双手绕过伤员腋下紧抓住伤员双手。两人同方向步调一致抬伤员前行 • 多人平托法：适用于脊柱损伤伤员 方法：多人分别托住伤员的颈、胸腰、臀部、腿，一起抬起	• 您不要紧张，扶着我

续表

操作步骤	操作方法	沟通
担架搬运	** 担架搬运：担架是现场救护搬运中最方便的用具。适于病情较重，不宜徒手搬运，又需要转送远路途的伤员 • 帆布担架搬运：不适宜骨折伤病员的搬运。一般情况下伤病员多采取平卧位，有昏迷时头部应偏于一侧，有脑脊液漏、耳漏、鼻漏时头部应抬高 30°，以防止脑脊液逆流和窒息 • 铲式担架搬运：适用于不宜翻动的危重伤员。将伤员固定，前后各 1~2 人合力抬起搬运	• 请您不要动，我们现在把您抬到担架上

2. 注意事项

（1）搬运动作应轻巧、敏捷、步调一致。

（2）应根据环境和患者伤情采取适宜的搬运方法和工具，避免第二次损伤。

（3）搬运途中应注意观察伤员的伤情变化。

知识链接

担架的种类

担架按其结构和功能不同，可分为简易担架、标准担架和特殊用途担架。

1. 简易担架 一般采用两根结实的竹竿配合毛毯、衣物等结实的织物制成。

2. 标准担架 如用于楼梯的楼梯担架；用于直升机转运的应急带轮担架；用于头部和脊椎损伤伤员的铲式担架和脊柱板担架；轻便易携带的帆布手提担架。

3. 特殊用途担架 是针对特殊气候、地形、伤员伤情特点等设计使用的。如用于脑外伤或胸外伤的充气式担架；用于水上救援的漂浮式担架和篮形担架等。

目标检测

答案解析

1. 不宜使用止血带止血的部位是（　　）

    A. 前臂   B. 上臂   C. 小腿

    D. 大腿   E. 头部

2. 患者，男性，25 岁。腹部被人扎伤后有少量肠管脱出，现场处理原则是（　　）

    A. 立即送回腹腔   B. 用清洁碗覆盖后再包扎

    C. 用无菌溶液冲洗后送回腹腔   D. 用等渗盐水冲洗后敷料包扎

    E. 暂不作处理

3. 怀疑脊柱损伤患者的搬运方法为（　　）

    A. 多人搬抬法   B. 背负法   C. 双人坐椅式搬抬法

    D. 抱持法   E. 两人搬运法

4. 包扎止血不能用的物品是（　　）

    A. 绷带   B. 三角巾   C. 麻绳

    D. 弹力绷带   E. 止血带

5. 地震中某同学上臂受伤出血，血色鲜红，血流速度快，你认为伤到了什么血管及正确的止血方法是（　　）

A. 动脉，在伤口的远心端压迫止血

B. 静脉，在伤口的远心端压迫止血

C. 动脉，在伤口的近心端压迫止血

D. 静脉，在伤口的近心端压迫止血

E. 毛细血管，在伤口远心端压迫止血

（樊晓琴）

书网融合……

重点小结

项目十四 泌尿生殖系统疾病护理技术应用

PPT

学习目标

知识目标: 通过本项目的学习,掌握泌尿生殖系统常用护理技术的护理措施;熟悉泌尿生殖系统常用护理技术的目的、注意事项;了解泌尿生殖系统常用护理技术的适应证。

技能目标: 具备实施泌尿生殖系统常用护理技术的能力,并能根据患者情况进行健康教育。

素质目标: 通过本项目的学习,树立以患者为中心的服务理念,具备严谨求实、善于观察和乐于探究的科学精神,提高沟通、合作、应变及评判性思维能力。

情境导入

情境: 患者,女性,63岁,既往阴道炎症。5天前无明显诱因出现血尿伴血凝块,无尿频、尿急、尿痛,就诊于本院泌尿外科。超声检查示:膀胱右侧壁黏膜可见一1.0cm×1.0cm窄蒂,"乳头状"略高回声结节凸向膀胱腔,表面呈菜花样,蒂内可见小动脉血流信号。诊断:膀胱肿瘤。完善术前检查后,在全麻下行经尿道膀胱病损电切术,术中置入三腔尿管,术后行持续膀胱冲洗及阴道灌洗 bid。

护理任务:

1. 患者术后留置三腔尿管,做好相关护理。
2. 术后为患者实施持续膀胱冲洗,观察并预防膀胱痉挛的发生。
3. 观察膀胱出血情况,观察尿液的颜色、性质、量,保持尿管引流通畅。

任务一 膀胱冲洗技术

【目的】

1. 对留置导尿的患者,保持其尿液引流通畅,预防感染的发生。
2. 泌尿外科手术前准备和术后护理,如清除膀胱内血凝块、黏液、细菌等异物。
3. 治疗某些膀胱疾病,如膀胱炎、膀胱肿瘤等。

【准备】

1. 护士准备 着装整洁,洗手、戴口罩。

2. 患者准备 向患者解释检查的方法、目的、配合要点及注意事项,减轻其紧张感。安置舒适体位。

3. 用物准备 治疗盘内:无菌膀胱冲洗装置一套(Y形管)、75%乙醇棉球若干、止血钳、镊子、治疗碗。冲洗溶液:无菌等渗盐水、0.02%呋喃西林溶液、3%硼酸溶液、0.1%新霉素溶液等。温度为38~40℃,剂量为500~1000ml,或遵医嘱备药。其他:输液架、便器及便器巾。

4. 环境准备 环境整洁、安静,室内光线明亮,温度适宜。

【应用】

1. 操作步骤 见表 14 - 1。

表 14 - 1 膀胱冲洗技术操作

操作步骤	操作方法	沟通
核对解释	• 双人核对医嘱准确无误后执行 • 核对患者床号、姓名、腕带信息 • 向患者或家属解释膀胱冲洗的目的及方法，取得患者配合	• 您好，请问您叫什么名字？（我叫＊＊＊）（核对腕带、床头卡、床号、姓名、住院号），我是您的责任护士＊＊，我现在要给您做膀胱冲洗，您不用紧张
评估	• 评估患者病情、自理能力及合作情况 • 评估患者尿液的性状，有无尿频、尿急、尿痛、膀胱憋尿感，是否排尽尿液及尿管通畅情况 • 评估周围环境安全，为患者遮挡屏风或床帘	
冲洗过程	• 七步洗手法洗手，戴口罩 • 携用物至床旁，核对，解释，取得患者合作 • 准备胶布，核对、检查膀胱冲洗液，消毒，挂于输液架上，检查、打开输血器，插入瓶口，排气、备用 • 连接三腔尿管，根据尿液颜色、性质调节滴速 • 持续冲洗过程中，注意观察患者的反应、膀胱充盈程度及冲洗液的颜色、性质、量，评估冲洗液的入量和出量，有无憋尿感 • 膀胱冲洗使用输血器需定时更换	• 您好，现在要为您膀胱冲洗了，如果感觉下腹胀或不舒适，请您及时按铃告知我，我也会随时来看您，请您不要随意调节滴速，谢谢合作
冲洗后处理	• 冲洗完毕，夹闭调节阀，取下输血器，并把三腔尿管接口关闭，并观察引流液颜色、性质、量及是否引流通畅 • 协助取舒适卧位，整理床单位 • 整理用物 • 洗手、记录	给您冲洗完了，您这样躺着舒服吗？（可以）谢谢您的配合，有什么需要您随时按呼叫器

2. 注意事项

（1）膀胱冲洗注意无菌操作。

（2）冲洗时需严密观察患者的反应以及引流液的颜色、性质、量。

（3）冲洗过程应保持引流通畅，定时评估入量和出量，如出现引流不畅应及时处理。

（4）有膀胱痉挛的患者需要放松心情，深呼吸以缓解疼痛，或遵医嘱使用药物缓解症状。

（5）膀胱冲洗要注意温度及速度，低温冲洗会导致膀胱区后尿道不适感、膀胱痉挛、体温降低等不良反应。并且老年人基础代谢率低，对体温变化反应敏感，易引发心血管系统的不良事件。所以膀胱冲洗的最适宜温度为 38～40℃，以最大限度地减少膀胱痉挛的发生；膀胱冲洗滴速一般为 60～80 滴/分，冲洗过程中根据引流液颜色深浅调节冲洗速度，"色深则快，色浅则慢"，并随时关注患者的感受。

知识链接

持续膀胱冲洗方法

1. 术后早期快速冲洗法 适用于术后 2～6 小时。术后 2 小时内对于持续膀胱冲洗速度不限制，之后根据冲出的冲洗液颜色调节冲洗的速度，一般颜色越深，冲洗速度越快。

2. 瞬间急流快速冲洗法 持续膀胱冲洗速度一般为 140 滴/分。先关闭冲洗管 5～10 秒，而后突然打开不限速，持续半分钟后再恢复原来速度。但是该方法会增加护士工作量，降低工作效率。

3. 不同速度交替冲洗法 术后 1 小时内不限速持续膀胱冲洗，1 小时后调节持续膀胱冲洗速度为

100~120 滴/分。之后按以上方法交替更换冲洗速度。因为冲洗速度的交替更换，避免增加膀胱张力，也避免了持续高压的刺激而导致膀胱痉挛的发作。

4. 依据冲洗液颜色调节冲洗速度 冲洗液若为鲜红色或颜色较深，速度可为 300~650 滴/分；若为浅红色，速度可为 80~140 滴/分；若为黄色，速度可为 40~80 滴/分，但是冲洗液颜色的判断会因不同的医务人员而存在主观差异。未来可以结合比色卡来避免这种主观差异。

任务二 阴道灌洗技术

【目的】

1. 及时清除阴道内肿瘤坏死组织和分泌物，预防阴道粘连，减轻局部炎症。
2. 妇科肿瘤手术前清洁阴道，预防术中及术后感染。
3. 冲洗后阴道给药，可治疗阴道和宫颈炎症。
4. 妇科肿瘤放疗患者放疗前常规行阴道灌洗，去除坏死组织和分泌物，提高放疗敏感度，减轻炎症反应，减少感染发生。

【准备】

1. 护士准备 着装整洁，洗手、戴口罩。

2. 患者准备 向患者解释检查的方法、目的、配合要点及注意事项，减轻其紧张感。安置舒适体位。

3. 用物准备 治疗车、一次性无菌阴道扩张器、医用石蜡棉球、一次性垫单、一次性手套、快速手消毒液、垃圾桶。

4. 环境准备 环境整洁、安静，室内光线明亮，温度适宜。

【应用】

1. 操作步骤 见表 14-2。

表 14-2 阴道灌洗技术操作

操作步骤	操作方法	沟通
核对解释	• 双人核对医嘱准确无误后执行 • 核对患者床号、姓名、腕带信息 • 向患者或家属解释阴道灌洗的目的及方法，取得患者配合	• 您好，请问您叫什么名字？（我叫＊＊＊）＊室＊床＊＊＊，我是您的责任护士＊＊，我现在要给您做阴道冲洗，请您放松，不用紧张
评估	• 评估患者病情、自理能力及合作情况 • 评估患者外阴有无出血及清洁程度 • 评估周围环境安全，为患者遮挡屏风或床帘	
冲洗过程	• 监测水箱温度，水温 32~38℃ • 检查床上垫一次性垫单，嘱患者褪去一侧裤腿，协助患者上检查床 • 协助患者取截石位，暴露外阴 • 再次核对患者，戴手套，取阴道扩张器，医用石蜡棉球润滑 • 嘱患者深呼吸，将阴道扩张器插入阴道，轻轻张开阴道扩张器并深入阴道，暴露宫颈，观察阴道有无出血及清洁程度 • 打开冲洗头开关，放出管内凉水，待水温适宜后开始冲洗，注意动作轻柔，边冲洗边轻轻旋转阴道扩张器以冲净阴道四壁及穹隆部 • 冲净后关开关，下压阴道扩张器，流出阴道积液，协助患者擦干外阴；注意动作轻柔，爱伤观念强	• 请您躺到检查床上，脱掉一侧的裤腿，臀部放到一次性垫子上，把膝关节放到两侧腿架上，注意安全 • 现在我要为您阴道冲洗了，请您放松，不要紧张，如果感觉不适请您及时告诉我

续表

操作步骤	操作方法	沟通
冲洗后处理	• 脱手套，协助患者穿衣，再次核对患者 • 协助患者离开检查床，避免滑倒 • 整理用物 • 洗手、记录	• 给您冲洗完了，谢谢您的配合，请您穿好衣服，我扶您下来，注意安全

2. 注意事项

（1）向阴道内放置阴道扩张器时动作要轻柔，转动时要缓慢，以免损伤癌组织，引起阴道出血。

（2）经期或阴道大出血者禁止灌洗，以防宫腔感染。

（3）保持检查室室温及冲洗溶液水温适宜，一般室温 24～26℃，水温 32～38℃，注意保护患者隐私。

（4）冲洗压力要适宜，一般冲洗水箱距离检查床 1 米左右，避免压力过大灌洗溶液进入宫腔引起感染，或压力过小达不到灌洗目的。

（5）冲洗过程中注意观察患者的病情变化，如有阴道出血不止或阴道大出血，立即停止灌洗，通知并协助医生予以处理。

（6）每天更换灌洗溶液，每周清洁水箱。

（7）每人更换薄膜手套及无菌阴道扩张器，防止交叉感染。

目标检测

答案解析

1. 患者，男性，60 岁。尿失禁，预留置导尿术，定期进行膀胱冲洗，在冲洗过程中遇到（　　）情况要停止操作，并报告医生。

    A. 冲洗液浑浊　　　　　B. 冲洗速度过快　　　　　C. 冲洗不畅

    D. 感觉不适　　　　　　E. 剧烈疼痛

2. 患者，女性，35 岁。膀胱术后，需要进行膀胱冲洗，以下操作正确的是（　　）

    A. 排空膀胱

    B. 瓶内液面距床面约 60cm

    C. 滴速一般 60～80 滴/分

    D. 冲洗液总量不超过 200～300ml，以免压力增大

    E. 调整尿管长度

3. 患者，男性，53 岁。尿路结石，因排尿不畅而出现膀胱刺激征，疑为急性肾盂肾炎入院，该患者尿液检查的主要特征是（　　）

    A. 血尿　　　　　　　　B. 尿比重降低　　　　　C. 脓尿

    D. 蛋白尿　　　　　　　E. 透明管型尿

4. 患者，男性，56 岁。诊断为膀胱癌，他没有的症状是（　　）

    A. 血尿　　　　　　　　B. 膀胱刺激征　　　　　C. 肿块

    D. 尿痛　　　　　　　　E. 腰痛

5. 患者，女性，65 岁。因老年阴道炎行阴道灌洗，灌洗水温是（　　）

    A. 30～35℃　　　　　　B. 32～38℃　　　　　　C. 34～39℃

    D. 35～38℃　　　　　　E. 24～26℃

6. 患者，女性，28 岁。因滴虫阴道炎行阴道灌洗，若出现（　　），需要暂停阴道灌洗

    A. 经期　　　　　　　　　B. 阴道大出血　　　　　　　　　C. 外伤

    D. 少量出血　　　　　　　E. 白带

（孟英涛）

书网融合……

重点小结

项目十五 神经系统疾病护理技术应用

PPT

学习目标

知识目标：通过本项目的学习，掌握神经系统常用护理技术的护理措施；熟悉神经系统常用护理技术的目的、注意事项；了解神经系统常用护理技术的适应证。

技能目标：具备实施神经系统常用护理技术的能力，并能根据患者情况进行健康教育。

素质目标：通过本项目的学习，树立以患者为中心的服务理念，富有同理心、同情心，提高沟通、合作、应变及评判性思维能力，全心全意为患者服务。

情境导入

情境：患者，男性，53 岁。3 天前情绪激动后，突发剧烈头痛、呕吐，随即意识昏迷，由"120"救护车送入院急诊。入院查体：T 36.4℃，P 64 次/分，R 12 次/分，BP 130/88mmHg。患者深昏迷，呼之不应，右侧瞳孔散大，对光反射消失，心肺正常，左侧下肢病理征阳性。

CT 检查显示：基底节区高密度影，诊断为脑出血。予以手术减压治疗，放置脑室外引流管，并予以降低颅内压、调控血压、止血等治疗。

护理任务：

1. 患者术后留置脑室外引流管引流，做好相关护理。
2. 术后为患者实施鼻饲营养支持，每日检查胃管位置是否正确，做好口腔护理。
3. 术后继续予以降低颅内压、调控血压、止血等治疗，为控制输液速度，应用输液泵输液。
4. 术后遵医嘱每日监测患者电解质变化。
5. 遵医嘱行留置导尿术，每日监测尿量，并做好会阴部护理。

任务一　神经系统评估技术

【目的】

1. 评估神经系统功能及变化。
2. 判断是否需要进一步治疗或治疗的效果。

【准备】

1. 护士准备　着装整洁，洗手、戴口罩。

2. 患者准备　向患者解释检查的方法、目的、配合要点及注意事项，减轻其紧张感。安置舒适体位。

3. 用物准备　手电筒、听诊器、血压计、免洗手消毒液。

4. 环境准备　环境整洁、安静，室内光线明亮，温度适宜。

【应用】

1. 操作步骤　见表 15－1。

表 15 - 1　神经系统评估技术操作

操作步骤	操作方法	沟通
核对 解释	• 核对患者床号、姓名、腕带信息 • 向患者或家属解释	• 您好！请问您叫什么名字？ （我叫＊＊＊）。 • 我是您的责任护士＊＊，我现在要给您做一些检查，您不用紧张
准备	• 按七步洗手法洗手 • 为患者遮挡屏风或床帘 • 放下同侧床栏，如病情允许，置患者平卧位	
意识 障碍 评估	• 评估意识清醒程度，包括能否唤醒和意识障碍的程度（GCS—Glasgow 昏迷评分量表评定） • 呼唤患者的名字 • 如果呼唤无反应，轻拍患者的肩膀 • 仍无反应，评估患者气道、呼吸、循环 CPR 流程 • 排除患者心脏骤停后，给予疼痛刺激，可用手指沿眶骨缘压迫等 • 观察患者睁眼反应： 自主睁眼—4 分 呼唤睁眼—3 分 经疼痛刺激睁眼—2 分 没有反应—1 分 • 患者能被唤醒或刺激后唤醒，通过询问患者评估其定向力 • 评估患者是否能讲话，讲话是否清楚，是否有词不达意或者发音模糊，就语言反应进行评分： 回答正确—5 分 回答错误—4 分 语无伦次—3 分 只能发声—2 分 没有反应—1 分 • 评估患者是否遵守指令，观察运动反应： 遵令动作—6 分 疼痛刺激有定位动作—5 分 疼痛刺激有退缩动作—4 分 疼痛刺激肢体屈曲—3 分 疼痛刺激肢体伸展—2 分 没有反应—1 分	• 呼唤患者名字：＊＊＊您好 • 请您睁开眼睛 • 问患者："知道自己在什么地方吗？"气管插管或切开患者可问："这里是你家吗？""这是医院吗？"等闭合性问题。 • 问患者："现在是上午还是下午？" • 就床边的家属或医务人员，问患者："他/她是你谁？" • 请握住我的手 • 请摇一摇你的头
瞳孔 观察	•• 评估瞳孔反应： • 用左手拇指和示指将患者双眼上睑上提，先将电筒光照在患者鼻梁部位，观察瞳孔大小、形状、位置是否对称（清醒患者，嘱其注视远处） • 光反射：用电筒光快速从侧方分别照射左右瞳孔，观察瞳孔是否呈活跃和对称收缩。感光瞳孔缩小为直接对光反射，对侧未感光瞳孔缩小为间接对光反射	• 请您朝远处看
肌力 评估	•• 评估四肢肌力： • 患者双手平放在身体两侧，前方无阻碍，暴露双腿 • 如果患者清醒合作，检查者伸出中指和示指，让患者伸手紧握，感觉患者的握力，评定上肢肌力 • 让患者尽量抬高下肢，检查者施予下压的阻力，评定下肢肌力 0 级：完全瘫痪 1 级：可见肌纤维收缩而无肢体运动 2 级：肢体能在床面上移动，但不能抬起 3 级：肢体能抬离床面，但不能抵抗一般阻力 4 级：能做抗阻力运动，但较正常差 5 级：正常肌力 • 意识不清，不能配合肌力检查的患者，观察其有无自发运动	• 请握紧我的手指，用力握 • 请同时将双腿抬高，对抗我向下的力量

续表

操作步骤	操作方法	沟通
生命 体征 观察	•• 评估生命体征： • 观察有无收缩压增高，脉压差增大，随后血压下降 • 观察有无缓慢心率 • 观察呼吸频率、节律、深浅度的变化，注意有无呼吸暂停现象 • 持续体温过高，应考虑是否为中枢性高热 • 清醒患者，进行头痛评分 • 意识不清或昏迷患者，根据行为疼痛评估量表评分	• 现在给您量血压、听诊、测体温 给您检查完了，谢谢您的配合

2. 注意事项

（1）检查前嘱患者排空膀胱，以防膀胱充盈影响检查。

（2）检查时站在患者右侧。

（3）检查手法轻柔，触诊前先将手搓热。

知识链接

脑机接口技术

脑机接口技术是通过绕开外周神经和肌肉，直接在大脑与外部设备之间建立全新通信与控制通道的一项变革性人机交互技术。它可以通过捕捉大脑信号并将其转换为电信号，实现信息的传输和控制。

2023 年，科学家们研发出一种可以将神经信号转化为接近正常对话速度语句的脑机接口，全球首例非人灵长类动物介入式脑机接口试验在北京获得成功。该项试验的成功，极大促进了介入式脑机接口从实验室前瞻性研究向临床应用的迈进。随着脑科学、人工智能和材料学的发展，脑机接口技术不断地进步，脑机接口技术将在提高患者生活质量、促进个性化和精准化医疗方面发挥重要的作用。

2024 年 1 月 29 日，首例人类接受了脑机接口公司 Neuralink 的植入物，患者目前恢复良好。初步结果显示神经元尖峰检测（neuron spike detection）表现出良好的前景。这是人类医学史上的一大进步。

任务二　脑室外引流护理技术

【目的】

1. 保持引流通畅。

2. 防止逆行感染。

3. 便于观察脑室引流液性状、颜色、量。

【准备】

1. 护士准备　着装整洁，洗手、戴口罩。

2. 患者准备　对昏迷不合作的患者要向其家属做好解释，说明脑室引流的目的以及对患者进行保护性约束的必要性；对清醒合作的患者简单介绍脑室引流的目的与配合要点，取得合作。

3. 用物准备　治疗盘内备：碘伏消毒液、一次性无菌手套、无菌棉签、胶布、弯盘、无菌纱布、一次性治疗巾、一次性无菌引流袋 1 个、直血管钳 1 把。必要时备约束带。

4. 环境准备　环境整洁、安静，室内光线明亮，温度适宜。

【应用】

1. 操作步骤　见表 15 – 2。

表 15 – 2　脑室外引流护理技术操作

操作步骤	操作方法	沟通
核对 解释	• 核对患者床号、姓名、腕带信息 • 向患者或家属解释	• 您好，请问您叫什么名字？（我叫＊＊＊） • 我是您的责任护士＊＊，我现在要给您做一些护理，您不用紧张
准备	• 按七步洗手法洗手 • 为患者遮挡屏风或床帘 • 放下同侧护栏，协助清醒合作患者取仰卧位，对于昏迷或躁动不安的患者给予保护性约束	
评估 病情	• 评估患者瞳孔大小、对光反射、意识状态、生命体征；对清醒患者询问有无头疼、恶心等主观感受；对昏迷患者观察其瞳孔、对光反射及意识状态（GCS—Glasgow 昏迷评分量表评定）	• 呼唤患者名字：＊＊＊您好
术前 准备	• 皮肤的准备：术前备头皮，剃发并用碘伏消毒液消毒头皮 • 根据医嘱使用术前镇静药	• 需要把您的头发剃一下，一是为了卫生，二是利于操作，请您理解
术中 配合	• 协助医生用物的传递 • 密切观察患者意识及生命体征的变化 • 保持患者呼吸道通畅	
术后 病情 观察	•• 病情观察 • 意识：观察患者是否清醒以及意识障碍的程度和演变过程 • 瞳孔：观察瞳孔大小、对光反射情况 • 生命体征：监测体温、脉搏、呼吸、血压变化 • 观察是否有肢体活动障碍及癫痫发作等情况	• 您知道自己在哪吗？ • 请您朝左看，请您朝右看
脑室 引流 管的 护理	•• 妥善固定： • 高度：引流管的最高处距侧脑室的距离（一般以发际作参照）为 10～20cm • 长度：以患者左或右侧卧位时不紧绷为宜 •• 保持引流通畅：指导患者或家属引流管不可受压、扭曲，以保持引流通畅；更换体位时动作幅度要小，防止将引流管牵拉、滑脱。若引流管被小凝血块或破碎脑组织阻塞，可按医嘱在严格无菌操作下用无菌注射器轻轻向外抽吸，切勿注入任何物体 •• 注意引流速度和引流量：禁忌流速过快，每日引流量以不超过 500ml 为宜；每 24 小时准确计量脑脊液引流量一次 •• 严格执行无菌操作：每天定时更换引流袋，严格无菌操作。具体操作步骤： • 消毒：打开脑室引流管口处敷料，以止血钳夹闭脑室引流管口前 5～6cm 处，消毒脑室引流管的开口端与引流袋连接处，断开旧引流袋连接 • 更换：检查一次性无菌引流袋的有效期、包装有无破损，打开外包装，检查引流袋的开口是否处于关闭状态；去掉前端的保护帽，与脑室引流管的开口端连接，并以无菌纱布包裹连接处 • 引流：将一次性治疗巾垫于患者头部下方；打开脑室引流管进行引流 •• 密切观察病情：引流期间注意观察引流管是否通畅及引流液的性质、颜色、量、引流速度；观察患者的意识状态、瞳孔、生命体征；询问患者的主观感受	• 您是否有不舒服的地方？头晕吗？头疼吗？心慌吗？

续表

操作步骤	操作方法	沟通
拔管	• 脑室外引流管放置一般不超过 1 周，开颅术后脑室引流管一般放置 3~4 天。拔管前先行头颅 CT 检查，可试行夹闭引流管并抬高引流瓶 24 小时，以便了解脑脊液循环是否通畅，颅内压是否升高。拔管后观察患者生命体征、意识状态的变化，如出现头痛、呕吐等颅内压高症状，以及脑脊液漏出等情况应及时通知医生	• 您头疼吗？是否有呕吐的感觉？

2. 注意事项

（1）患者必须头枕无菌治疗巾，以保持清洁，避免感染。

（2）翻身时避免引流管牵拉、滑脱、扭曲、受压。

（3）搬动患者时先夹闭引流管，待患者安置稳定后再打开引流管。

（4）双侧脑室引流时，两侧引流管不可同时打开，应采用交替开放的办法以避免形成气颅。

（5）有精神症状、意识障碍者应适当约束。

（6）引流过程中注意观察伤口敷料有无渗液、局部有无炎症反应、引流是否通畅，如有异常及时通知医师。

目标检测

答案解析

1. 患者，男性，58 岁。下肢瘫痪 1 个月，护士对其进行护理评估，发现患者下肢肢体能在床面上滑动但不能自行抬起，此肌力应判为（　　）

　　A. 0 级　　　　　　　　B. 1 级　　　　　　　　C. 2 级

　　D. 3 级　　　　　　　　E. 4 级

2. 患者，男性，52 岁。因骑车摔倒入院，初步诊断"脑出血"。护士对其进行病情观察时，对提示早期脑疝形成最有意义的是出现（　　）

　　A. 头痛、呕吐、呼吸困难　　　　　　B. 意识丧失、瞳孔散大

　　C. 剧烈头痛、频繁呕吐、意识障碍　　D. 脉搏、呼吸、血压出现"两慢一高"

　　E. 呼之不醒、双侧瞳孔散大

3. 患者，男性，34 岁。车祸外伤后 5 小时，呼吸机辅助呼吸治疗，呼之不应。查体：瞳孔对光反射消失，下列特征符合患者病情的是（　　）

　　A. 答话迟缓而简短　　　　B. 躁动不安　　　　　C. 言语杂乱无章

　　D. 强刺激下不能苏醒　　　E. 睡眠颠倒

4. 患者，女性，63 岁。脑出血术后 2 天。护士在对患者进行护理操作时，动作轻柔的目的是（　　）

　　A. 患者舒适　　　　　　B. 预防压力性损伤　　　C. 减少情绪波动

　　D. 防止损伤皮肤黏膜　　E. 避免加重脑出血

5. 患儿，男性，5 岁。摔倒后意识丧失，护士对其进行病情观察时，观察的项目包括（　　）

　　A. 体温、呼吸、脉搏、血压　　B. 瞳孔大小及形态　　　C. 肢体的活动及状态

　　D. 各种神经反射　　　　　　　E. 以上都对

6. 患者，男性，78 岁。脑出血 2 小时，行脑室外引流术后，护士要求患者绝对卧床休息，并将床头抬高（　　），以利静脉回流，降低颅内压
   A. 15°~30°　　　　　　　B. 45°~60°　　　　　　　C. 60°~90°
   D. 10°~15°　　　　　　　E. 30°~60°

7. 患者，女性，71 岁。脑出血术后行脑室管引流。护士对其进行操作时，判断引流管是否通畅最简单的方法是（　　）
   A. 观察管内的液面是否随患者呼吸、脉搏上下波动
   B. 检查引流管是否扭曲
   C. 检查引流管是否有液体引出
   D. 检查引流瓶（袋）内是否有引流液
   E. 检查引流管是否折叠

8. 患者，男性，69 岁。脑出血后行脑室引流。引流过程中，以下病情观察描述错误的是（　　）
   A. 脑室外引流液≥500ml/24h 容易出现颅内压过低
   B. 当引流液过少或引流管内液面无波动时应考虑引流管堵塞
   C. 夹闭脑室引流管后患者出现头痛呕吐等颅内压增高现象为正常表现
   D. 引流液持续血性且引流量过多应警惕是否有活动性颅内出血
   E. 引流过程中应注意卫生

9. 患者，男性，56 岁。脑出血术后行脑室管引流。病情逐渐好转，拟近期拔除引流管。为评估脑脊液循环是否通畅，颅内压是否升高，可于拔管前（　　）天，试行夹闭引流管
   A. 1　　　　　　　　　　B. 2　　　　　　　　　　C. 3
   D. 4　　　　　　　　　　E. 5

10. 患者，女性，67 岁。脑出血术后行脑室引流治疗。家人认为，引流时间越长，效果越好。对此，护士应告知患者及家属，脑室管持续引流一般不超过（　　）
    A. 3 天　　　　　　　　　B. 14 天　　　　　　　　C. 1 周
    D. 10 天　　　　　　　　E. 5 天

（王　玮）

书网融合……

重点小结

项目十六　临床思维训练相关知识链接

PPT

学习目标

知识目标：通过本项目的学习，掌握护理程序及护理诊断的概念、护理诊断的陈述方式、书写护理诊断及制订护理目标的注意事项、护理措施的类型；熟悉收集资料的内容和方法、护理诊断与医疗诊断的区别、护理记录常用的记录方法；了解护理评价的内容及方式。

技能目标：能运用护理程序的思想、工作方法指导护理实践。

素质目标：通过本项目的学习，确立整体护理理念，树立全心全意为人类健康服务的意识。

任务一　护理程序概述

【概念】

护理程序（nursing process）是一种有计划、系统而科学的护理工作方法，目的是确认和解决服务对象对现存或潜在健康问题的反应。它是一个综合性、动态性、决策性和反馈性的思维及实践过程。护理程序是以增进和恢复人类健康为目标所进行的一系列护理活动，包括评估服务对象的健康状况，列出护理诊断，制订护理计划，实施护理措施及对护理效果进行评价。

在护理程序中，主要包含人、环境、健康、护理这四个基本概念，护理程序建立在这四个基本概念之上。在不同的护理模式（理论）中，这四个基本概念的含义、注解并不一致，表现在护理程序执行上的差别。人是由身体、心理、社会等方面组成的整体的人；人有基本的需要和各发育成长阶段的需要，并与环境相互作用以求适应；人是护理在社会和环境中的服务对象。环境分内环境（包括生理环境和心理环境）和外环境（包括社会环境和自然环境）。人可适应环境，也可改造环境，同时又受环境影响，护理可以创造一个适于人恢复或保持健康的环境。健康是人对环境的一种积极反应，是指不仅没有疾病，而且包括躯体健康、心理健康、社会适应良好和道德健康。健康与疾病是相互关联的一个连续体，人经常在此连续体内变动，护理即保持人的身心、社会等方面处在最佳的和谐状态，并可促进人的健康。护理贯穿人的生命全过程，护理工作重点是帮助患者对疾病做出积极的反应。护士要应用护理程序与交流技巧帮助患者与环境保持平衡，以达到最佳健康状况。

【步骤】

护理程序一般可分为五个步骤，即评估、诊断、计划、实施和评价。

任务二　护理评估

【概念】

护理评估是护理程序的第一步，是有计划、有目的、系统地收集患者资料的过程。根据收集到的资料信息，对护理对象和相关事物做出大概推断，从而为护理活动提供基本依据。评估是整个护理程序的基础，同时也是护理程序中最为关键的步骤。如果评估不正确，将导致护理诊断和计划的错误以及预期目标失败。评估是一个动态、循环的过程，贯穿护理程序各个步骤，既是确立护理诊断和实施有效护理措施的基础，也是评价护理效果的参考。

【目的】

为分析、判断和做出正确的护理诊断或护理问题提供依据；收集患者健康状况的基本资料；为护理科研积累资料。

【内容】

护士收集资料的内容应该与护理有关，并且尽可能不与其他专业人员重复收集的资料。根据人的基本需要层次论的理论观点，评估内容应包括生理的、心理的、社会文化的、发展的及精神的诸方面的资料。从整体护理观点出发，全面考虑生命过程中这五大方面的资料，从而更好地确认患者的健康问题，以帮助其达到最佳健康状况。收集资料时一般可从下面 14 个方面进行。

1. 一般情况　包括患者的年龄、职业、单位、职务、民族、文化程度、宗教信仰、住址、家庭成员、患者在家庭中的地位和作用等。

2. 精神情感状况　患者对疾病和健康的认识、精神及情绪状态、人格类型、感知和辨认能力、患者对压力的反应、对自己目前状况的看法和自我形象概念等。

3. 性生殖系统状况　女患者要询问月经史、分娩史、计划生育等情况。

4. 环境状况　患者有无安全感，并根据患者的年龄和精神状况分析是否需要安全保护措施（如床栏）；是否有交叉感染的环境因素。

5. 感觉状况

（1）视觉　有无视力障碍，甚至失明、复视和幻视等。

（2）听觉　有无听力障碍、失聪，能否听清楚一般说话的声音，是单耳还是双耳有问题，有无耳鸣、幻听等。

（3）嗅觉　是否有与众不同的嗅觉。

（4）触觉　对各种疼痛、刺激以及触摸的感觉等。

（5）味觉　是否齐全，最简单、最基本的味觉是否存在。

6. 运动神经状况　行动是否方便、有无受到限制，对日常和剧烈活动的承受能力，关节有无畸形，肌肉有无萎缩，走路的方式是否需要借助拐杖、轮椅等。

7. 营养状况　患者肥胖还是消瘦，有无体重增加或减轻，饮食习惯，有无偏食，喜欢吃什么，胃肠道有无手术史，检查或服药对食欲有无影响等。

8. 排泄状况　排便习惯与规律有无改变，有无大小便失禁、便秘、腹泻等，引起改变的可能原因。

9. 水、电解质平衡状况　正常摄入及排泄情况，有无特殊方面的问题影响正常摄入，有无多饮或不饮等。

10. 循环状况　脉搏的速率、强弱、节律，心音是否正常，心律与脉律是否一致，血压是否正常，观察指趾甲、皮肤以了解末梢循环。

11. 呼吸状况　呼吸频率、节律、呼吸音，体位对呼吸的影响，有无吸烟史，吸烟多长时间，每天吸多少支。

12. 体温状况　患者体温有无异常，异常类型，患者对体温的主诉，患者出汗的时间和方式，有无盗汗。

13. 皮肤状况 皮肤的颜色、弹性、完整性，有无出血点和瘀斑。

14. 舒适和休息状况 不舒适的原因，哪些措施可使患者感到舒适，患者睡眠是否足够，借用何种方法可以帮助睡眠。

【方法】

1. 系统地观察 观察是进行科学工作的基本方法，通过使用视、听、嗅、味、触等感觉来取得患者的资料。护士与患者的初次见面就是观察的开始，如患者的外貌、步态、精神状况、反应情况等，而患者住院期间，护理人员的评估及实施措施后效果的评价都依赖于系统的、连续的、细致的观察。因此，护士要有敏锐的观察力，善于捕捉患者的每一个细微的变化，从中选择性地收集与患者健康问题有关的资料。

2. 交谈 通过与患者或其家属、朋友的交谈来收取有关患者健康状况的信息，是收集主观资料的最主要方法，同时也有助于与患者建立起相互信任的关系。交谈可分为正式交谈和非正式交谈。

（1）正式交谈 是指预先通知患者，有目的、有计划地交谈，如入院后询问病史，就是按照预先确定的项目和内容收集资料。

（2）非正式交谈 是指护士在日常的查房、治疗、护理过程中与患者之间的交谈，此时患者感到自然、轻松，可能认为是一种闲聊，但是护士能从这样的交谈中收集到患者较为真实的资料。

交谈时应根据患者的年龄、职业、文化程度等运用不同的沟通方式。

3. 护理体检 是收集客观资料的方法之一，护士运用视、触、叩、听、嗅等体检方法，对患者进行全面的体格检查，其目的是了解患者的阳性体征，确立护理诊断，从而制订护理计划。

4. 查阅资料 包括患者的病历、各种护理记录以及有关文献等。

【整理、分析资料】

资料的整理分类可按美国社会心理学家亚伯拉罕·马斯洛（Abraham Maslow）的需要层次理论、美国护理理论学家玛乔丽·戈登（Marjory Gordon）的 11 种功能性健康型态，或 NANDA - Ⅰ护理诊断分类系统Ⅱ进行诊断分类。

1. 按马斯洛需要层次整理分类 主要包括生理需要、安全需要、爱与归属需要、尊重需要、求知需要、审美需要及自我实现需要。

2. 按戈登的 11 种功能性健康型态整理分类 主要包括健康感知 - 健康管理型态、营养 - 代谢型态、排泄型态、活动 - 运动型态、睡眠 - 休息型态、认知 - 感知型态、角色 - 关系型态、自我认识 - 自我概念型态、性 - 生殖型态、应对 - 压力耐受型态、价值 - 信念型态。

3. 按 NANDA - Ⅰ护理诊断分类系统Ⅱ整理分类 主要包括健康促进、营养、排泄与交换、活动/休息、感知/认知、自我感知、角色关系、性、应对/压力耐受性、生活原则、安全/保护、舒适、生长/发育。

资料整理分类后进行资料分析，包括检查资料有无遗漏、综合分析找出异常、根据异常找出相关因素和评估危险因素。

任务三　护理诊断

【概念】

护理诊断是关于个人、家庭、社区对现存或潜在的健康问题以及生命过程反应的一种临床判断，这些健康问题的反应属于护理职责范畴，可以用护理的方法来解决，是护士为达到预期结果选择护理措施的基础。护理诊断包括以下四种类型。

1. 现存的护理诊断 是对护理对象进行评估时所发现的当前正存在的健康问题或反应的描述。

2. 潜在的护理诊断 是对易感护理对象的健康状况或生命过程可能出现反应的描述。护理对象目前虽尚未发生问题，但因危险因素存在，若不进行预防处理就可能会发生健康问题。潜在的护理诊断要求护士有预见性，能够识别当前危险因素，预测可能出现的问题。

3. 健康的护理诊断 是对个体、家庭或社区护理对象具有的达到更高健康水平潜能的描述，其目的是强化这些健康行为，帮助健康人促进健康。

4. 综合的护理诊断综合征 是一组由某种特定的情景或事件所引起的现存的或潜在的护理诊断。

【陈述方式】

完整的护理诊断的陈述包括三部分，即健康问题（problem）、病因（etiology）、症状或体征（symptoms or signs），故又称 PES 公式。护理诊断的陈述方式主要有以下三种。

1. 三部分陈述 即 PES 公式，多用于现存的护理诊断，例如：

营养失调（P）：肥胖（S）：与进食过多有关（E）

低效性呼吸型态（P）：呼吸困难（S）：与脊损伤导致通气量减少有关（E）

2. 两部分陈述 即 PE 公式，只有护理诊断名称和相关因素，而没有临床表现，例如：

皮肤完整性受损（P）：与长期卧床导致局部组织受压有关（E）

便秘（P）：与生活方式改变有关（E）

3. 一部分陈述 只有 P，多用于健康的护理诊断，例如：

执行治疗方案有效（P）

以上三种陈述方式中，两部分陈述，即 PE 公式最为常用。

【注意事项】

1. 护理诊断与医疗诊断的区别 医疗诊断是用一个名称说明一种疾病、一组症状体征的病理变化，以便指导治疗。而护理诊断则是叙述患者由于病理状态所引起的人的行为反应，其目的是制订、实施护理计划以解决患者现存的或潜在的健康问题。

2. 书写护理诊断应注意的问题

（1）所列护理问题明确并简单易懂。

（2）一个诊断针对一个问题。

（3）必须有明确的主、客观资料作为依据。

（4）原因必须明确。

（5）确定的问题需要用护理措施来解决。

（6）在书写原因时，不能有引起法律纠纷的陈述。

【临床常用的护理诊断】

1. 知识缺乏（特定的） 个体缺乏与某种特定内容有关的认知方面的知识。

（1）诊断依据 ①主诉缺乏有关知识和技能，并寻求信息；②表现出对目前健康状态有不正确的认识和感受；③没有正确地执行医嘱；④不能正确地对待各项检查、化验结果；⑤表现出因缺乏知识而引起的心理反应，如焦虑、不安、抑郁、冷漠、愤怒、激动、躁狂等。

（2）相关因素 ①对医疗护理方面的新理论、新知识、新技能、新方法缺少接触，缺乏信息；②知识水平限制或智能低下，无法理解和接受知识；③学习积极性差，对获取信息缺乏兴趣；④不熟悉获取信息的途径，无法取得信息；⑤文化和语言障碍，影响信息的获取。

2. 疼痛 个体处于严重的痛苦不安和不舒适的状态。

（1）诊断依据　①主诉疼痛不适；②血压和脉搏的变化，呼吸增快或减慢，瞳孔散大，出汗；③呻吟、哭泣、烦躁不安、痛苦面容，求助言行；④防卫性和保护性行为；⑤注意力集中于自我，注意范围变窄（远离社交接触、对时间感知改变、思维过程改变）；⑥肌张力改变。其中①和②为必要依据。

（2）相关因素　①生物的、化学的、物理的损伤因素；②心理因素。

3. 焦虑　个体因某种非特异的和不明确的因素而引起的一种模糊的忧虑不适感。

（1）诊断依据　①紧张、忧郁、无助感、自卑、退缩、缺乏自信、神经质、恐惧、易怒、心神不宁、过度兴奋、容易激动、缺乏主动性；②失眠、坐立不安、手抖、面部紧张、声音发颤、心率加快、血压升高、出汗、瞳孔散大；③注意力不集中，对外界事物不关心，思维紊乱、健忘、集中注意力、警惕性增强。

（2）相关因素　①有关生命的各种因素（食物、空气、睡眠、休息、性、排泄等）的冲突；②自我概念的威胁（社会地位、事业、财物、道德伦理等）；③健康的威胁；④死亡的威胁；⑤亲朋好友离别、失去的威胁；⑥环境、人际关系的威胁；⑦安全的威胁；⑧需要未得到满足。

4. 活动无耐力　个体在进行必需的或希望的日常活动时，处于生理上或心理上耐受能力降低的状态。

（1）诊断依据　①主诉疲乏或软弱无力；②活动后有异常的反应，如心率或血压变化、呼吸困难、发绀、面色苍白、出汗、心电图示心肌缺血或心律失常。

（2）相关因素　①供氧障碍性疾病，如心肺疾病、贫血；②慢性消耗性疾病；③长期卧床；④工作、生活负荷过重；⑤药物影响。

5. 有感染的危险　个体处于易受病原体侵犯的危险状态。

（1）诊断依据　有下述危险因素存在：①第一道防线不完善，如皮肤损害、组织损伤、体液失衡、纤毛运动减弱、肠蠕动异常；②第二道防线不完善，如炎症反应受抑制、白细胞减少、红细胞减少；③免疫抑制、免疫缺陷、获得性免疫缺陷；④营养不良；⑤慢性疾病；⑥创伤性检查或治疗；⑦药物因素；⑧预防知识缺乏。

（2）相关因素　同诊断依据中危险因素。

6. 恐惧　一种被证实与有明确来源的危险刺激的恐惧感。

（1）诊断依据　①明确的恐惧对象；②惧怕、忧虑和不安的感觉；③逃避或失去控制行为的能力；④攻击行为、退缩行为、强迫行为；⑤心跳加快、血压升高、呼吸急促、皮肤潮红或苍白、出汗、瞳孔散大、大小便次数增多或失禁、晕厥等。

（2）相关因素　①躯体部分残缺或失去功能；②疾病晚期或濒临死亡；③环境因素；④心理因素。

7. 生活自理缺陷　个体处于自己进行或完成沐浴或卫生活动的能力受损的状态。

（1）诊断依据　①不能清洗身体或身体的一些部分；②不能得到水；③不能调节温度和水的流量。

（2）相关因素　①活动无耐力，体力和耐受性下降；②神经肌肉受损；③肌肉骨骼受损；④疼痛不适；⑤感知或认知受损；⑥严重焦虑、抑郁。

8. 营养失调　个体处于营养物质的摄入量超过机体代谢需要量的状态。

（1）诊断依据　①体重超过正常的10%，甚者体重超过正常的20%；②三头肌皮肤折叠厚度，男性超过15mm、女性超过25mm；③不健康的生活方式；④不良的饮食习惯，如喜爱吃零食、在进行其他活动时进食、集中在晚上进食等；⑤受外界因素影响而出现进食反应，如社交场合；⑥因非饥饿的内在因素反应而进食，如焦虑、孤独时。

（2）相关因素　①缺乏基本的营养知识；②不良的饮食习惯；③饱餐的习惯；④将进食作为应对机制；⑤活动量少；⑥代谢紊乱；⑦药物的不良反应是食欲亢进。

9. 营养失调　个体处于摄入的营养物质不足以满足机体需要量的状态。

（1）诊断依据　①体重较正常下降20%或更多；②每日摄入营养量低于每日需要量；③个体有引起摄入不足的因素存在，如吞咽和咀嚼能力下降、厌食、味觉障碍、口腔炎症、溃疡、腹痛、腹胀、腹泻；④个体有营养缺乏表现，如眼结膜和黏膜苍白，肌张力减弱，头发脱落，血管脆性增加等。

（2）相关因素　①摄入食物困难；②消化食物困难；③营养物质吸收障碍；④代谢需要量增多；⑤不能获得充足的食物；⑥厌食或食欲减退；⑦缺乏饮食知识；⑧节食减肥过度；⑨呕吐、腹泻；⑩异食癖。

10. 体温过高　个体的体温高于正常体温范围的状态。

（1）诊断依据　①体温高于正常范围；②皮肤温热、发红；③心率增快、呼吸增快；④痉挛或惊厥。

（2）相关因素　①暴露在热的环境中；②剧烈活动；③药物或麻醉；④衣着不当；⑤代谢率增高；⑥疾病或外伤；⑦脱水；⑧出汗能力减低或丧失。

11. 清理呼吸道　无效个体处于不能清理呼吸道中的分泌物和阻塞物以维持呼吸道通畅的状态。

（1）诊断依据　①咳嗽无效或不咳嗽；②无力排出呼吸道分泌物；③肺部有啰音或痰鸣音；④呼吸频率、深度异常；⑤发绀。

（2）相关因素　①呼吸道感染，分泌物多而黏稠；②支气管阻塞，如平滑肌痉挛、误吸异物、肿瘤；③疼痛惧怕咳嗽；④体质虚弱、疲乏而无力咳嗽；⑤神经系统疾病致咳嗽反射减弱；⑥药物（镇静剂、麻醉剂）影响抑制咳嗽反射；⑦感知或认知障碍。

12. 睡眠型态紊乱　个体因睡眠时间和（或）睡眠质量发生改变，而引起了不适或干扰了期望的生活方式。

（1）诊断依据　①难以入眠和（或）难以维持睡眠状态（早睡、睡眠中断）；②主诉感到没有休息好；③有行为表现，如易怒、不安、倦怠、无精打采、经常打呵欠、定向力差；④有体征出现，如眼有黑圈、眼睑下垂、面无表情等。

（2）相关因素　①疾病因素，如心肺疾病致供氧不足、神经衰弱等；②心理应激；③工作、生活、学习负荷过重；④环境改变；⑤焦虑、恐惧。

13. 气体交换　受损个体处于在肺泡和肺毛细血管之间的氧和二氧化碳交换减少的状态。

（1）诊断依据　①呼吸困难，呈端坐呼吸、三点式呼吸（坐位、两手放在膝盖上、上身向前弯曲）、吹气样呼吸；②低氧血症，高碳酸血症，血氧饱和度降低；③缺氧表现，如疲乏无力、精神不振、嗜睡、烦躁不安、头痛、失眠、心悸、尿少、蛋白尿、血尿素氮增高、血肌酐增高、发绀、意识障碍等。

（2）相关因素　①肺部感染引起呼吸道分泌物多而黏稠，影响通气；②呼吸道机械性梗阻；③肺部病变广泛使有效肺组织减少；④肺弹性降低；⑤肺表面活性物质减少；⑥血红蛋白变性，携氧能力降低；⑦供氧不足。

14. 有皮肤完整性受损的危险　个体的皮肤处于受损害的危险状态。

（1）诊断依据　有下述危险因素存在：①环境温度过高或过低、环境潮湿；②机械因素；③化学因素；④放射治疗；⑤感觉障碍；⑥躯体活动障碍；⑦免疫因素；⑧大小便失禁；⑨营养不良，消瘦或肥胖、年龄因素；⑩血液循环不良。

（2）相关因素　同诊断依据中的危险因素。

15. 便秘　个体处于正常排便习惯发生改变的状态，其特征为排便次数减少和（或）排出干、硬的粪便。

（1）诊断依据　①每周排便次数少于 3 次；②排出干硬成型的粪便；③排便时费力；④肠蠕动减弱；⑤直肠有压迫感、饱满感；⑥腹部可触及硬块；⑦肛诊可触及粪块；⑧其他，如食欲减退、腹痛、背痛、头痛、日常生活受干扰、使用缓泻剂。

（2）相关因素　①液体摄入量不足；②饮食中缺乏粗纤维；③活动量少；④日常生活规律改变；⑤药物影响（滥用缓泻剂或药物副作用）；⑥害怕排便时疼痛（痔、肛裂）；⑦妊娠；⑧神经性疾病致感觉运动障碍；⑨代谢障碍；⑩应激事件导致情绪不稳定。

16. 躯体移动障碍　个体处于独立移动躯体的能力受限的状态。

（1）诊断依据　①不能有目的地在环境内移动，包括床上活动、移动和行走；②移动受到强制性约束，如医嘱限制活动，因牵引或石膏固定而不能移动；③肌肉萎缩或无力或控制能力下降；④活动的范围受限；⑤对试图移动犹豫不决；⑥活动的协调功能障碍。

（2）相关因素　①肌力下降；②疼痛；③感知或认知受损；④神经肌肉受损；⑤肌肉骨骼损伤；⑥严重的抑郁、焦虑。

17. 皮肤完整性受损　个体的皮肤处于受损的状态。

（1）诊断依据　①表皮破损；②皮肤各层破损。

（2）相关因素　①疾病因素，如某些风湿性疾病、传染病、心力衰竭、肝肾衰竭、出血性疾病、营养不良、肥胖、水肿、脱水、皮肤病等；②化学性损伤，如排泄物、分泌物、药物及其他有害物质；③温度性损伤，如烫伤、烧伤、冻伤；④机械性损伤，如挤压伤、牵拉伤、擦伤、刀割伤；⑤放射性损伤，如接受放射治疗；⑥医疗操作损伤，如手术切口、插管、穿刺等；⑦其他损伤，如虫咬伤、电击伤、日光晒伤等；⑧健康知识缺乏；⑨年龄因素。

18. 有受伤的危险　个体的适应能力和防御能力降低，在与周围环境相互作用时，处于受到损伤的危险状态。

（1）诊断依据　有下述危险因素存在：①适应和调节功能降低，如感觉功能紊乱、效应器功能紊乱、神经功能紊乱；②免疫功能异常；③缺氧、营养不良、贫血；④个体活动能力障碍；⑤环境中有不安全因素存在；⑥缺乏安全防护知识；⑦药物影响；⑧年龄因素。

（2）相关因素　同诊断依据中的危险因素。

任务四　护理计划

护理计划是如何解决护理问题的一个决策过程，其目的是确认护理对象的护理重点以及护士将要实施的护理措施。

【步骤】

1. 排列护理顺序（确定护理重点）　一个患者可同时有多个护理问题，制订计划时应按其重要性和紧迫性排出主次，一般把威胁最大的问题放在首位，其他的依次排列，这样护士可根据轻、重、缓、急，有计划地进行工作，通常可按如下顺序排列。

（1）首优问题　指对患者生命威胁最大，需立即解决的问题。如心输出量减少、气体交换受损、严重体液不足等问题。

（2）中优问题　指虽然不直接威胁患者生命，但在精神上和躯体上给患者造成极大痛苦，严重影响健康的问题。如急性疼痛、压力性尿失禁、体温过高、睡眠型态紊乱、有受伤的危险等。

（3）次优问题 指个人在应对发展和生活变化时所遇到的问题，这些问题与疾病或其预后并不直接相关，但同样需要护士给予帮助，使问题得到解决，以便帮助护理对象达到最佳健康状态，如社交孤立、家庭作用改变、疲乏、精神困扰等。

2. 制订预期目标 预期目标是指护理对象通过接受照护之后，期望能够达到的健康状态或行为的改变。预期目标不是护理行为，但能指导护理行为，并在工作结束时作为对效果实行评价的标准。

（1）预期目标的种类

1）短期目标 1周内患者可达到的目标，适合于病情变化快、住院时间短的患者。

2）长期目标 1周以上甚至数月之久才能实现的目标。

（2）预期目标的陈述

1）主语 患者或其重要关系人，也可以是患者身体的任何一部分，如不说明即为患者。

2）谓语 主语将要完成且能被观察或测量的行为，必须用行为动词来说明。

3）行为标准 主语完成该行为将要达到的程度，如距离、速度、次数等。

4）条件状语 护理对象完成该行为时所处的特定条件。如"在护士协助下行走每次50米，每天3次"。

5）评价时间 护理对象在何时达到目标中陈述的结果。

（3）制订目标的注意事项

1）目标是通过护理手段让患者达到的结果，不是护理行动本身。如"患者3天内能叙述骨髓移植的目的、意义"，这一目标中主语是患者，目标也是患者要达到的。如果是"让患者了解骨髓移植的目的、意义"，这一陈述主语是护士，目的是要求护士所要达到的标准，因此不属于预期目标。

2）每个目标都应有针对性，即针对护理问题也就是护理诊断，一个护理诊断可制订多个目标，但一个目标不能针对多个护理诊断。

3）目标切实可行，在患者的能力范围之内。

4）目标应在护理技能所能解决范围之内，并要注意医护协作，即与医嘱一致。

5）目标陈述的行为标准应具体，以便于评价。

6）目标应有时间限制，应注明具体时间，例如3日后、1小时内、出院时等，为确定评价时间提供依据。

3. 制订护理措施 护理措施是护士为患者提供的工作项目及具体实施方法，是为协助患者达到目标而制订的具体活动内容，这些措施可称为护嘱。组成要素有日期与时间、行为动词、具体内容和方法、制订者签名。

（1）不同护理诊断问题所采取护理措施的侧重点

1）现存的 ①制订减少或除去相关因素的措施；②监测患者的功能状态，为治疗及护理提供依据。

2）潜在的 ①制订预防性措施，达到杜绝危险状态发生的目的；②监测疾病的发生情况。

3）合作性的 监测、鉴别疾病的发生，协助医师处理。

（2）制订护理措施应注意的事项

1）科学性 护理措施的科学依据来源于各个学科，包括自然科学、行为科学及人文科学等。护士应依据最新最佳科学证据，结合护理对象的实际情况，运用个人知识技能和临床经验，选择并制订恰当的护理措施。禁止将无科学依据的措施用于服务对象。

2）针对性 护理措施是针对护理目标的，一般一个护理目标需采取几项措施。

3）可行性 护理措施要切实可行，要结合患者的心身问题，护理人员的配备及专业技术、理论知识水平和应用能力、现有的医疗设备等情况来制订。

　　4）安全性　要保证患者的安全，措施的制订一定要以安全为基础。

　　5）配合性　有些措施需与医师、营养师及患者商量取得合作。

任务五　护理实施

　　护理实施是将计划付诸实践的过程。从理论上讲，实施是在护理计划制订之后，按计划实施，但在实际工作中，特别是遇上危、重患者，往往在计划未制订之前，即已开始实施，然后再补上计划的书写部分。

　　【方法】

　　1. 直接提供护理　按计划的内容对所负责的护理对象进行照顾。

　　2. 协调和计划整体护理的内容　将计划中的各项护理活动分工、落实任务。

　　3. 指导和咨询　对护理对象及其家属进行教育和咨询，并让他们参与一些护理活动，以发挥其积极性，鼓励他们掌握有关知识，达到自我维护健康的目的。

　　【内容】

　　1. 继续收集资料，不断发现新的护理问题，重新评估护理对象，制订新的计划和措施。

　　2. 按计划执行护理措施。

　　3. 口头交班和书面交班报告，24 小时内护理程序的执行是连续的，所以必须有交班，以交流护理活动。

　　4. 书写护理记录。整体护理方式中护理记录采用 PIO 记录方式，PIO 即由问题（problem）、措施（intervention）、结果（outcome）三词取其英文名称的第一个字母组合而成。

　　（1）PIO 记录原则　①以护理程序为框架；②反映护理的全过程及动态变化；③内容具体、真实、及时、完整、连贯；④避免与医疗记录重复，但合作性问题一定要记录。

　　（2）PIO 记录方法　"P"的序号要与护理诊断/问题的序号一致，并写明相关因素，可分别采用 PES、PE、SE 三种记录方式。"I"是指与"P"相对应的已实施的护理措施，即做了什么，记录什么，并非护理计划中针对该问题所提出的全部护理措施的罗列。"O"是指实施护理措施后的结果，可出现两种情况：一种结果是当班问题已解决；另一种结果是当班问题部分解决或未解决，若措施适当，由下一班负责护士继续观察并记录；若措施不适宜，则由下一班负责护士重新修订并制订新的护理措施。

任务六　护理评价

　　护理评价是有计划地、系统地将患者的健康现状与预期护理目标进行比较的活动。在护理程序的实施中，评价的重点是患者的健康状况，对此进行评价的责任由责任护士承担。下面将介绍此类评价的内容、基本方法、形式等。

　　【内容】

　　评价首先要收集资料，这些资料包括如下方面。

　　1. 身体外观及功能方面　通过直接观察和检查病历等，来了解患者外观和功能的变化情况，并推断这些变化与护理措施的关系。

2. 特殊症状与体征方面　在护理计划中，缓解或消除基本影响患者健康状况的症状和体征常常作为护理目标之一，这些目标达到与否，可以通过直接观察、与患者交谈及检查病历来评价。

3. 知识方面　确定患者在通过健康教育后应获得的特殊知识。评价知识获得情况的范畴包括：患者对疾病的知识、对症状体征自我控制的知识、药物知识、饮食知识、活动和锻炼知识、寻求支持的知识、潜在并发症的知识、预防疾病复发的知识等。与知识有关的护理目标可通过与患者交谈或笔试等方法来评价。

4. 操作技能方面　这一评价常通过直接观察来完成，护士可将所观察到的患者操作情况与目标中描述的行为相比较。要注意的是，对于住院患者来说，在教学和评价中所运用的设备必须是患者在家中所能运用的。

5. 心理和情感方面　患者所经历的情感和心理是主观的，通常难以测量。一般是通过患者的行为来间接反映患者的心理和情感。护士通过非正式的交谈、病历讨论、交接班报告、阅读各种观察记录，以及直接观察患者的表情、体位、声调、语言信息等，并要重视来自其他医护人员提供的资料。

在收集有关患者健康状况的资料后，护士应列出实施护理措施后患者出现的反应，并将这些反应与目标相比较，衡量目标达标情况。目标实现程度可分为三种，即目标完全实现、目标部分实现、目标未实现。对目标部分实现或目标未实现的原因要进行探讨和分析，并重审护理计划。重审护理计划时，对已解决的问题，停止护理措施，但应进一步估计患者可能存在的其他问题，拟定下一个目标。问题依然存在，计划的措施适宜，则继续执行原计划。对诊断、目标和措施中不适当的内容加以修改。

【方法】

1. 调查法　如座谈、访谈、问卷等。

2. 对比法　常用自身对比和相互对比。

3. 观察法　通过对患者床边实地观察，记录某些现象和数据，然后进行分析比较，以此评价护理效果。

4. 统计分析法　应用统计学原理处理调查数据，并应用统计学指标进行分析、描述和评价护理效果。

【评价方式】

1. 护理查房　是评价护理程序实施效果的最基本、最主要的护理活动之一。护理查房的形式有很多种，按查房主要内容可分对比性查房、评价性查房、个案护理查房及教学查房等。按查房的护理能级可分为总责任护士查房、护士长查房及护理部查房等。通过护理查房活动，能及时评价护理程序的实施效果，促进护理工作的改进，从而提高护理质量。

2. 护理会诊　会诊对象为住院的危重、急诊、大手术后或接受新技术、新疗法、新开展手术的患者，以及病情较为复杂的患者。会诊着重研究如下五个方面的问题：①未能收集到与患者健康状况有关的资料，如心理状态、发病诱因、疾病的症状和体征等；②不明确的护理诊断；③不明确的护理目标；④制订护理计划中的困难；⑤实施护理计划中遇到的困难或实施效果不明显。

3. 出院护理病例讨论会　是回顾性地对护理程序实施情况进行评价的一种形式，是在患者出院后对整个护理过程的总体评价。

4. 护理病历质量评价　对责任护士运用护理程序的知识和技能以及责任护士在实施护理程序每一步骤中的行为的正确性进行评价。护理病历在护理中既要及时评价，也要在患者出院后做回顾性评价。实施护理程序，必须建立护理病历质量评价制度。

护理评估和评价贯穿护理活动的全过程。

任务七　护理病案的书写

护理程序在应用过程中，患者的有关资料、护理诊断、预期目标、护理措施、效果评价，均应以书面形式进行记录，构成护理病案，内容如下。

1. 患者入院护理评估单。

2. 护理计划单。

3. 护理记录单书写时可采用 PIO 格式进行记录。

（1）P（problem）　患者的健康问题。

（2）I（intervention）　针对患者的健康问题所采取的护理措施。

（3）O（outcome）　护理后的效果。

4. 住院患者护理评估单。

5. 患者出院护理评估单　包括健康教育和护理小结两部分内容。

（1）健康教育

1）针对所患疾病制订的标准宣教计划。

2）与患者一起讨论有益的或有害的卫生习惯。

3）指导患者主动参与并寻找现存的或潜在的健康问题。

4）出院指导：针对患者现状，提出在生活习惯、饮食、服药、功能锻炼、定期复查等方面的注意事项。

（2）护理小结　患者住院期间，护士进行护理活动的概括性记录，包括护理目标是否达到、护理问题是否解决、护理措施是否落实、护理效果是否满意等。

（石秀兰）

项目十七　临床各科常见病护理常规

学习目标

知识目标：通过本项目的学习，掌握临床各科常见病的主要护理问题及护理措施；熟悉临床各科常见病的病情观察要点；了解临床各科常见病的健康指导要点。

技能目标：能运用护理程序对临床各科常见病患者提出护理问题，实施相应护理措施，进行健康指导。

素质目标：通过本项目的学习，树立以患者为中心的整体护理理念，具备科学思维和评判性思维能力。

任务一　支气管哮喘护理常规

【病情观察要点】

1. 监测生命体征的变化。
2. 观察患者神志、面容、呼吸频率等，监测呼吸音、哮喘音的变化。
3. 观察胸部有无过度充气，有无辅助呼吸肌参与呼吸和"三凹征"。
4. 观察患者哮喘发作的时间及诱发因素。
5. 观察患者咳嗽情况、痰液的性质和量。
6. 观察支气管扩张药、糖皮质激素等药物的疗效及不良反应。

【主要护理问题的护理措施】

1. 气体交换受损

（1）远离变应原　有明确变应原者，尽快脱离变应原，避免诱因。

（2）环境与体位　提供安静、舒适、温湿度适宜的环境；协助患者选择舒适体位，减少体力消耗。病室不宜摆放花草，避免使用皮毛、羽绒或蚕丝织物等。

（3）饮食护理　提供清淡、易消化、足够热量的饮食，避免进食硬、冷、油煎食物。若能找出与哮喘发作有关的食物，如鱼、虾、蟹、蛋类、牛奶等，应避免食用。某些食物添加剂，如酒石黄和亚硝酸盐可诱发哮喘发作，应引起注意。有烟酒嗜好者戒烟酒。

（4）口腔与皮肤护理　哮喘发作时，患者常会大量出汗，每天进行温水擦浴，勤换衣服和床单，保持皮肤的清洁、干燥和舒适。协助并鼓励患者咳嗽后用温水漱口，保持口腔清洁。

（5）缓解紧张情绪　哮喘新近发生和重症发作的患者，通常会出现紧张甚至惊恐不安的情绪，多巡视患者，耐心解释病情和治疗措施，给予心理疏导和安慰，消除过度紧张情绪，对减轻哮喘发作的症状和控制病情有重要意义。

（6）严密观察病情　加强对急性发作患者的监护，夜间和凌晨尤其容易发作，及时发现危重症状或并发症，哮喘严重发作时，如经治疗病情无缓解，需做好机械通气的准备工作。

（7）用药护理　遵医嘱使用β_2受体激动剂、糖皮质激素等药物，观察药物疗效和不良反应。

（8）氧疗护理　重症哮喘患者常伴有不同程度的低氧血症，应遵医嘱给予鼻导管或面罩吸氧，吸氧流量为 1~3L/min，吸入氧浓度一般不超过 40%。为避免气道干燥和寒冷气流的刺激而导致气道痉挛，吸入的氧气应尽量温暖湿润。在给氧过程中，监测动脉血气分析。如哮喘严重发作，经一般药物治疗无效，或患者出现神志改变、$PaO_2 < 60mmHg$、$PaCO_2 > 50mmHg$ 时，应准备进行机械通气。

2. 清理呼吸道无效

（1）促进排痰　痰液黏稠者可定时给予蒸汽或氧气雾化吸入，指导患者进行有效咳嗽、协助叩背，以促进痰液排出，无效者可用负压吸引器吸痰。

（2）补充水分　哮喘急性发作时，患者呼吸增快、出汗，常伴脱水、痰液黏稠，形成痰栓阻塞小支气管加重呼吸困难。应鼓励患者每天饮水 2500~3000ml，以补充丢失的水分，稀释痰液。重症者应建立静脉通道，遵医嘱及时、充分补液，纠正水、电解质和酸碱平衡紊乱。

（3）病情观察　观察患者咳嗽情况、痰液性状和量。

3. 知识缺乏　缺乏正确使用雾化吸入器用药的相关知识。

（1）根据患者的文化层次、理解能力、疾病程度、经济状况等提供雾化器的相关学习资料。

（2）医护人员演示雾化器的使用方法，介绍装置的结构。

（3）患者反复练习，医护人员评估患者使用情况，指出不足之处和改正方法，直至患者正确掌握。

【健康指导】

1. 指导患者认识长期防治哮喘的重要性，解释通过长期、适当、充分的治疗，完全可以有效地控制哮喘发作，使患者建立战胜疾病的信心。

2. 避免哮喘的诱发因素，针对个体情况，指导患者有效控制可诱发哮喘发作的各种因素，如避免摄入引起过敏的食物，避免强烈的精神刺激和剧烈运动，避免持续的喊叫等过度换气动作，不养宠物，避免接触刺激性气体及预防呼吸道感染，戴围巾或口罩避免冷空气刺激。在缓解期应加强体育锻炼、耐寒锻炼及耐力训练，以增强体质。

3. 指导患者识别哮喘发作的先兆表现和病情加重的征象，学会哮喘发作时进行简单的紧急自我处理方法。学会利用峰流速仪来监测最大呼气峰流速（PEFR）指导患者进行哮喘的记录或日记，包括症状、用药等，为疾病预防和治疗提供参考资料。

4. 哮喘患者应了解自己所用各种药物的名称、用法、用量及注意事项，了解药物的主要不良反应及如何采取相应的措施来避免。指导患者或家属掌握正确的药物吸入技术，遵医嘱使用 β_2 受体激动药和（或）吸入糖皮质激素。

5. 坚持长期、定期随访保健。

6. 指导患者保持规律生活和乐观情绪，积极参加体育锻炼，最大限度地保持劳动能力，可有效减轻患者的不良心理反应。指导患者充分利用社会支持系统，动员患者家属及朋友参与对哮喘患者的管理，为其身心康复提供各方面的支持。

任务二　慢性阻塞性肺疾病护理常规

【病情观察要点】

1. 观察咳嗽、咳痰和喘息的症状及诱发因素，尤其是痰液的性质和量。

2. 观察患者的面色、口唇、甲床有无缺氧的表现。

3. 观察呼吸困难的发作情况。

4. 监测经皮血氧饱和度、动脉血气分析及电解质的变化。

5. 观察抗生素、止咳祛痰药、解痉平喘药等药物的疗效及不良反应。

【主要护理问题的护理措施】

1. 气体交换受损

（1）评估患者缺氧状况的程度。

（2）休息与活动　中度以上COPD急性加重期患者应卧床休息，协助患者采取舒适体位，极重度患者宜采取身体前倾位，使辅助呼吸肌参与呼吸。视病情安排适当的活动，以不感到疲劳、不加重症状为宜。室内保持合适的温湿度，冬季注意保暖，避免直接吸入冷空气。

（3）氧疗护理　呼吸困难伴低氧血症者，遵医嘱给予氧疗。一般采用鼻导管持续低流量吸氧，氧流量1~2L/min，应避免吸入氧浓度过高而引起二氧化碳潴留。对COPD伴有慢性呼吸衰竭的患者，提倡长期家庭氧疗。氧疗有效的指标：患者呼吸困难减轻、呼吸频率减慢、发绀减轻、心率减慢、活动耐力增加。

（4）用药护理　遵医嘱应用抗生素、支气管舒张药和祛痰药，注意观察疗效及不良反应。

（5）呼吸功能锻炼　协助端坐位或坐卧位，有利于呼吸，指导患者进行缩唇呼吸、膈式或腹式呼吸、吸气阻力器的使用等呼吸训练，以加强胸、膈呼吸肌的肌力和耐力，改善呼吸功能。

2. 清理呼吸道无效

（1）评估患者痰液黏稠的程度。

（2）保持呼吸道通畅

1）湿化气道　痰多黏稠、难以咳出的患者需多饮水，以达到稀释痰液的目的，也可遵医嘱每天进行雾化吸入。

2）有效咳痰　如晨起时咳嗽，排出夜间聚积在肺内的痰液；就寝前咳嗽排痰有利于患者的睡眠。咳嗽时，患者取坐位，头略前倾，双肩放松，屈膝，前臂垫枕，如有可能应使双足着地，有利于胸腔的扩展，增加咳痰的有效性。咳痰后恢复坐位，进行放松性深呼吸。

3）协助排痰　护士或家属给予胸部叩击或体位引流，有利于分泌物的排出；也可用特制的按摩器协助排痰。

（3）用药护理　注意观察药物疗效和不良反应。

1）止咳药　喷托维林是非麻醉性中枢镇咳药，不良反应有口干、恶心、腹胀、头痛等。

2）祛痰药　溴己新偶见恶心、转氨酶增高，消化性溃疡者慎用。盐酸氨溴索是润滑性祛痰药，不良反应较轻。

（4）病情观察　密切观察咳嗽、咳痰的情况，包括痰液的颜色、量及性状，以及咳痰是否顺畅。

3. 睡眠型态紊乱

（1）采取辅助睡眠的措施，如取舒适的体位，给予睡前口服止咳药、热牛奶，睡前泡脚等。

（2）保持病室环境安静、舒适，尽量避免噪声。

（3）患者睡眠期间减少不必要的干扰，保证睡眠时间7~8h/d。

（4）尽量安排能共处的患者同室。

（5）改善缺氧状态，给予持续有效的氧气吸入，流量1~2L/min。

4. 有感染的危险

（1）鼓励患者有效地咳嗽，避免痰液潴留。

（2）必要时吸痰，注意无菌操作和避免损伤呼吸道黏膜，以免增加感染机会。

（3）观察痰液的颜色、量、气味，以判断有无感染的发生。

（4）监测肺部呼吸音，发现异常及时处理。

（5）注意生命体征变化，尤其是体温的变化，必要时 4 ~ 6 小时测体温一次。

（6）保持病室空气清新，温、湿度适宜，通风 2 次/天，防止着凉。

（7）吸烟者劝其戒烟，并宣传吸烟的危害。

（8）遵医嘱使用抗生素。

（9）保持口腔清洁，指导并协助患者口腔护理，坚持餐后和咳嗽后漱口，预防口腔感染，减少呼吸道感染。

【健康指导】

1. 疾病预防指导　戒烟是预防 COPD 的重要措施，劝导吸烟的患者戒烟是减慢肺功能损害最有效的措施之一。控制职业和环境污染，减少有害气体或粉尘、通风不良的烹饪或燃料烟雾的吸入，防治呼吸道感染对预防 COPD 也十分重要。对于患有慢性支气管炎等 COPD 高危人群应定期进行肺功能监测，尽可能及早发现 COPD 并及时采取干预措施。

2. 疾病知识指导　教会患者和家属依据呼吸困难与活动之间的关系，或采用呼吸困难问卷、自我评估测试问卷，判断呼吸困难的严重程度，以便合理安排工作和生活。指导患者识别使病情恶化的因素，在呼吸道传染病流行期间尽量避免到人群密集的公共场所；潮湿、大风、严寒气候时避免室外活动，根据气候变化及时增减衣物，避免受凉感冒。

3. 指导患者进行体育锻炼和呼吸肌锻炼　增强机体抵抗力。缩唇腹式呼吸的具体方法：嘱患者取立位或坐位，两手分别放于前胸部和上腹部，用鼻缓慢吸气，吸气时腹肌松弛，胸部手保持原位不动，抑制胸廓运动，腹部手感向上抬起；呼气时将口唇缩小（呈吹口哨样），胸部前倾，腹部内陷，腹部手感下降，尽量将气呼出；吸气和呼气时间比为 1 : 2 或 1 : 3，尽量深吸慢呼，训练 2 次/天，10 ~ 20 分/次，7 ~ 8 次/分。

4. 家庭氧疗指导　指导患者和家属做到：①了解氧疗的目的、必要性及注意事项；②注意安全，供氧装置周围严禁烟火，防止氧气燃烧爆炸；③氧疗装置定期更换、清洁、消毒。

5. 饮食指导　呼吸功的增加可使热量和蛋白质消耗增多，导致营养不良。应制订足够热量和蛋白质的营养丰富的饮食计划。正餐进食量不足时，应安排少量多餐，避免在餐前和进餐时过多饮水。腹胀的患者应进软食。避免进食产气食物，如汽水、啤酒、豆类、马铃薯和胡萝卜等；避免易引起便秘的食物，如油煎食物、干果、坚果等。

6. 心理指导　引导患者适应慢性病并以积极的心态对待疾病，培养生活兴趣，如听音乐、养花种草等爱好，以分散注意力，减少孤独感，缓解焦虑、紧张的精神状态。

7. 指导患者遵医嘱合理用药　避免滥用药物，如呼吸困难、咳嗽、咳痰等症状明显，应及时就诊。

任务三　慢性肺源性心脏病护理常规

【病情观察要点】

1. 定时监测患者的生命体征和尿量。

2. 评估患者的皮肤状况：下肢、骶尾部及下垂部位有无水肿，有无并发压力性损伤，有无颈静脉怒张等。

3. 急性发作时观察患者呼吸困难的程度，有无发绀及神经精神症状。

4. 用药过程中注意观察利尿药、血管扩张药、洋地黄类、抗生素等药物的疗效及不良反应。

【主要护理问题的护理措施】

1. 气体交换受损

（1）保持病室空气清新，温、湿度适宜（温度 20～22℃ ，湿度 50%～70%）；冬季注意保暖，避免直接吸入冷空气；戒烟。

（2）协助患者取舒适体位，如抬高床头高枕卧位、半坐位、端坐卧位。

（3）给予鼻导管持续低流量吸氧，流量为 1～2L/min，10～15h/d，保持输氧装置通畅，每天清洁消毒湿化瓶，更换鼻导管。

（4）指导患者有效的呼吸方法，如缩唇腹式呼吸，以锻炼呼吸肌功能。

（5）根据病情制订有效的锻炼计划，急性期叮嘱患者绝对卧床休息，减少氧消耗；病情允许时，鼓励患者下床活动，增加肺活量。

（6）发生呼吸困难时，要加强巡视，陪伴患者，以减轻其焦虑、紧张情绪。

（7）必要时遵医嘱应用呼吸兴奋药及支气管扩张药，并注意观察药物疗效及不良反应。

2. 清理呼吸道无效

（1）指导并鼓励患者有效地咳嗽、排痰，排痰前协助患者翻身、叩背，必要时给予吸痰。

（2）保持呼吸道的通畅，必要时遵医嘱给予支气管扩张药，缓解支气管痉挛，以利痰液排出。

（3）保持病室空气清新，湿度适宜，定时通风换气。

（4）遵医嘱给予抗生素、止咳、祛痰等药物，注意观察药物的疗效及不良反应。

3. 活动耐力下降

（1）评估患者自理能力、活动量及活动后的气促程度，必要时给予心肺功能监护。

（2）心肺功能失代偿期　患者应绝对卧床休息，协助患者取舒适体位，如半卧位和坐位，如半卧位或坐位，以减少机体耗氧量，促进心肺功能的恢复，减慢心率和减轻呼吸困难。

（3）心肺功能代偿期　以量力而行、循序渐进为原则，鼓励患者进行适量活动，活动量以不引起疲劳、不加重症状为度。对于卧床患者，应协助定时翻身、变换姿势。依据患者的耐受能力指导患者在床上进行缓慢的肌肉松弛活动，如上肢交替前伸、握拳，下肢交替抬离床面，使肌肉保持紧张 5 秒后，松弛平放床上。鼓励患者进行呼吸功能锻炼，提高活动耐力。指导患者采取既有利于气体交换又能节省能量的姿势，如站立时，背倚墙，使膈肌和胸廓松弛，全身放松。坐位时凳高合适，两足正好平放在地，身体稍向前倾，两手摆在双腿上或趴在小桌上，桌上放软枕，使患者胸椎与腰椎尽可能在一直线上。卧位时抬高床头，并略抬高床尾，使下肢关节轻度屈曲。

（4）病情观察　观察患者的生命体征及意识状态，注意有无发绀和呼吸困难及其严重程度，定期监测动脉血气分析，观察有无右心衰竭的表现，密切观察患者有无头痛、烦躁不安、神志改变等。

4. 体液过多

（1）评估和观察患者有无颈静脉怒张、肝大和下肢、骶尾部水肿，有无并发压力性损伤；指导患者穿宽松、柔软的衣服，定时更换体位或使用气垫床。

（2）给予高纤维素、易消化清淡饮食，防止因便秘、腹胀而加重呼吸困难；限制钠盐摄入；避免含糖高的饮食，以免引起痰液黏稠；少食多餐，减少用餐时的疲劳；必要时静脉补充维生素、复方氨基酸、脂肪乳剂等。

（3）遵医嘱使用强心药、利尿药，观察药物的疗效及不良反应。

（4）根据病情严格控制输液量和输液速度，准确记录 24 小时出入水量。

（5）指导患者每天测量体重并记录。

5. 睡眠型态紊乱

（1）评估患者的睡眠型态，是否需用辅助措施帮助睡眠。

（2）耐心向患者解释病情，减轻心理焦虑和压力；给予心理支持，增强患者战胜疾病的信心。

（3）改善睡眠环境，采取辅助睡眠的措施，患者睡眠期间减少不必要的干扰。

（4）必要时遵医嘱使用药物，以助休息。

6. 潜在并发症：肺性脑病

（1）严密观察并记录生命体征及精神、神志变化，随时监测血氧饱和度和血气分析情况，发现异常及时报告医生并协助抢救。

（2）患者绝对卧床休息，呼吸困难者取半卧位；对有意识障碍者，给予床栏或约束肢体，加以安全保护；必要时专人护理。

（3）给予持续低流量、低浓度吸氧，1~2L/min，随时观察吸氧效果。

（4）遵医嘱应用呼吸中枢兴奋药，观察药物疗效及不良反应，注意保持呼吸道通畅。

（5）备好抢救药品和器材。

【健康指导】

1. 指导患者了解疾病发生、发展过程及防治原发病的重要性。

2. 鼓励患者树立信心，安心静养，避免情绪激动和紧张，嘱咐家属给予精神和生活上的帮助。

3. 选择富含蛋白质、维生素、清淡易消化的饮食；多汗或服用利尿药时，食用橘子汁、鲜蘑菇等含钾高的食品；有尿少、水肿时，应限制水及食盐的摄入。

4. 去除诱因，坚持家庭氧疗，保持呼吸道通畅，定期随诊。

5. 适当休息，预防和治疗呼吸道感染，加强体育锻炼和呼吸肌功能锻炼，增强机体抵抗力。

任务四　急性呼吸窘迫综合征护理常规

【病情观察要点】

1. 观察患者的呼吸频率、节律和深度，使用辅助呼吸肌呼吸的情况，呼吸困难的程度。

2. 观察患者有无发绀、球结膜水肿、肺部异常呼吸音及啰音等缺氧及二氧化碳潴留情况。

3. 监测心率、心律及血压，必要时进行血流动力学监测。

4. 观察患者的意识状况及神经精神状态。

5. 观察和记录每小时尿量和液体出入量。

6. 监测动脉血气分析和生化检查结果，了解电解质和酸碱平衡情况。

【主要护理问题的护理措施】

1. 气体交换受损

（1）体位　帮助患者取坐位或半坐位，趴伏在床桌上，有利于改善呼吸状态，患者需卧床休息，并尽量减少自理活动和不必要的操作。必要时可采用俯卧位辅助通气，以改善氧合。

（2）氧疗护理　吸入较高浓度（$FiO_2 > 50\%$）氧气，使 PaO_2 迅速提高到 60mmHg 或 $SaO_2 > 90\%$。注意观察氧疗效果，如吸氧后呼吸困难缓解、发绀减轻、心率减慢，表示氧疗有效；如果意识障碍加深或呼吸过度表浅、缓慢，可能为二氧化碳潴留加重。应根据动脉血气分析结果和患者的临床表现，及时调整吸氧流量或浓度，保证氧疗效果，防止氧中毒和二氧化碳麻醉。如通过普通面罩或无重复呼吸面罩进行高浓度氧疗后，不能有效地改善患者的低氧血症，应做好无创或有创机械通气的准备，如选择有创机械通气，需配合医生进行气管插管和机械通气。

（3）用药护理　遵医嘱及时准确给药，并观察疗效和不良反应。静脉滴注时速度不宜过快，注意观察呼吸频率、节律、意识变化以及动脉血气的变化，以便调节剂量。如出现恶心、呕吐、烦躁、面色潮红、皮肤瘙痒等现象，需减慢滴速。患者使用呼吸兴奋药时应保持呼吸道通畅，适当提高吸入氧浓度。

（4）急救配合与护理　备齐有关抢救用品，发现病情恶化时需及时配合抢救，赢得抢救时机，提高抢救成功率。同时做好患者家属的心理支持。

2. 清理呼吸道无效

（1）指导并协助患者进行有效的咳嗽、咳痰。

（2）每 1~2 小时翻身 1 次，并给予叩背，促使痰液排出。

（3）病情严重、意识不清的患者因其口、咽及舌部肌肉松弛，咳嗽无力，分泌物黏稠不易咳出，可导致分泌物及舌后坠堵塞气道，应取仰卧位，头后仰，托起下颌，并用多孔导管经鼻或经口进行机械吸引，以清除口咽部分泌物，并能刺激咳嗽，有利于气道内的痰液咳出。如有气管插管或气管切开，则给予气管内吸痰，必要时也可用纤支镜吸痰并冲洗。吸痰时应注意无菌操作。严重 ARDS 患者使用 PEEP 后常会出现 "PEEP 依赖"，如中断 PEEP，即使是吸痰时的短时间中断也会出现严重低氧血症和肺泡内重新充满液体，此时需要更大的 PEEP 和较长的时间（通常 > 30 分钟）才能使患者恢复到吸痰前的血氧水平。因此，宜使用密闭系统进行吸痰和呼吸治疗，保持呼吸机管道的连接状态，避免中断 PEEP。

（4）饮水、口服或雾化吸入祛痰药可湿化和稀释痰液，使痰液易于咳出或吸出。

（5）观察痰的色、质、量、味及痰液的实验室检查结果，并及时做好记录。按医嘱及实验室检查要求正确留取痰液检查标本。

（6）遵医嘱正确使用抗生素，以控制肺部感染，密切观察药物的疗效与不良反应。

【健康指导】

1. 向患者及家属讲解疾病的发生、发展和转归。可借助简易图片进行讲解，使患者理解康复保健的意义与目的。

2. 根据患者情况指导患者制订合理的活动与休息计划，教会患者避免氧耗量较大的活动，并在活动过程中增加休息。

3. 指导患者合理安排膳食，加强营养，改善体质。

4. 避免劳累、情绪激动等不良因素刺激。避免吸入刺激性气体，劝告吸烟患者戒烟并避免二手烟。告知患者尽量少去人群拥挤的地方，避免与呼吸道感染者接触，减少感染的机会。

5. 教会患者有效呼吸和咳嗽咳痰方法，如缩唇呼吸、腹式呼吸、体位引流、叩背等方法，提高患者的自我护理能力，延缓肺功能恶化。指导并教会患者及家属合理的家庭氧疗方法及注意事项。鼓励患者进行耐寒锻炼和呼吸功能锻炼，如用冷水洗脸等，以提高呼吸道抗感染的能力。

6. 指导患者遵医嘱正确服用药物，将药物的剂量、用法和注意事项告知患者。告知患者若出现病情变化，如气急、发绀加重，应尽早就医。

任务五　急性肺栓塞护理常规

【病情观察要点】

1. 观察生命体征、神志、精神状态等全身情况。

2. 观察呼吸困难的程度、发绀情况。

3. 观察胸痛的性质、程度、位置、持续时间。

4. 观察有无晕厥、咯血、休克等表现。

5. 若为下肢深静脉血栓引起，观察患肢肿胀、疼痛情况。

6. 观察动脉血气分析、胸部 X 线、CT、肺动脉造影等检查结果。

7. 患者的心理状态，有无焦虑、恐惧等。

8. 观察抗凝、溶栓治疗效果。

【主要护理问题的护理措施】

1. 气体交换受损

（1）保持氧气供需平衡　当患者突然出现呼吸困难、胸痛时，需立即通知医生，并且要安慰患者，抬高床头，协助患者取舒适体位。

1）休息　包括生理和心理两方面。活动、呼吸运动加快、心率加快、情绪紧张和恐惧等，均可增加氧气消耗，加重缺氧，因此，患者应绝对卧床休息，抬高床头或取半卧位，指导患者进行深慢呼吸，并通过采用放松术等方法减轻恐惧心理，降低耗氧量。

2）给氧　患者有呼吸困难时，应立即根据缺氧严重程度选择适当的给氧方式和吸入氧浓度进行给氧治疗，以提高肺泡氧分压。对于轻度或中度呼吸困难的患者可采用鼻导管或面罩给氧，对于严重呼吸困难的患者可进行机械通气。

（2）呼吸及重要脏器功能监测　对高度怀疑或确诊 PTE 的患者，需住重症监护病房，对患者进行严密监测。

1）呼吸状态　当出现呼吸浅促、动脉血氧饱和度降低、心率加快等表现，提示呼吸功能受损、机体缺氧。

2）意识状态　监测患者有无烦躁不安、嗜睡、意识模糊、定向力障碍等脑缺氧的表现。

3）循环状态　监测患者有无颈静脉充盈、肝大、肝颈静脉回流征阳性、下肢水肿及静脉压升高等右心功能不全的表现。当较大的肺动脉栓塞后，可使左心室充盈压降低、心排血量减少，因此需严密监测血压和心率的改变。

4）心电活动　肺动脉栓塞时可导致心电图的改变，当监测到心电图的动态改变时，有利于肺栓塞的诊断。溶栓治疗后如出现胸前导联 T 波倒置加深，可能是溶栓成功、右室负荷减轻和急性右心扩张好转的表现。另外，严重缺氧的患者可导致心动过速和心律失常，需严密监测患者的心电改变。

（3）消除再栓塞的危险因素

1）急性期　患者除绝对卧床外，还需避免下肢过度屈曲，一般在充分抗凝的前提下卧床时间为 2～3 周；保持大便通畅，避免用力，以防下肢血管内压力突然升高，使血栓再次脱落形成新的危及生命的栓塞。

2）恢复期　需预防下肢血栓形成，如患者仍需卧床，下肢必须进行适当的活动或被动关节活动，穿抗栓袜或气压袜。

3）观察下肢深静脉血栓形成的征象　由于下肢深静脉血栓形成以单侧下肢肿胀最为常见，因此需测量和比较双侧下肢周径，并观察有无局部皮肤颜色的改变，如发绀。

（4）右心功能不全的护理　如患者出现右心功能不全的症状，需按医嘱给予正性肌力药物，限制水钠摄入，并按慢性肺源性心脏病进行护理。

（5）低排血量和低血压的护理　当患者心排血量减少出现低血压甚至休克时，应按医嘱给予静脉输液和升压药物，记录液体出入量；当患者同时伴有右心功能不全时，尤应注意液体出入量的调整。

2. 焦虑

（1）评估焦虑程度　针对患者焦虑程度采取适当的措施。

（2）增加安全感　当患者突然出现严重的呼吸困难和胸痛时，医务人员需保持冷静，避免引起紧张慌乱的气氛而加重患者的恐惧心理。护士应尽量陪伴患者，告知患者目前的病情变化，让患者确信目前的治疗能够帮助缓解症状，用患者能够理解的词句和方式解释各种设备、治疗措施和护理操作，并采用非语言沟通技巧，如抚摸、握住患者的手等增加患者的安全感，减轻其恐惧。当病情骤变时，亲人的陪伴可有效地降低患者的焦虑和恐惧心理，因此，在不影响抢救的前提下，可允许家属陪伴患者。

（3）鼓励患者充分表达自己的情感　应用适当的沟通技巧促使患者表达自己的担忧和疑虑。

（4）用药护理　按医嘱适当使用镇静、止痛、镇咳等相应的对症治疗措施缓解症状，减轻焦虑，注意观察疗效和不良反应。

3. 有出血的危险

（1）溶栓药应用护理　按医嘱给予溶栓药，注意对临床及相关实验室检查情况进行动态观察，评价溶栓疗效。溶栓治疗的主要并发症是出血，最常见的出血部位为血管穿刺处，严重的出血包括腹膜后出血和颅内出血，一旦发生，预后差。因此对溶栓治疗患者应：①密切观察出血征象，如皮肤青紫、血管穿刺处出血过多、血尿、腹部或背部疼痛、严重头疼、神志改变等；②严密监测血压，当血压过高时及时报告医生进行适当处理；③给药前宜留置外周静脉套管针，以方便溶栓过程中取血监测，避免反复穿刺血管，静脉穿刺部位压迫止血需加大力量并延长压迫时间；④溶栓治疗后，应每2~4小时测定一次 PT 或 APTT，当其水平降至正常值的 2 倍时，遵医嘱开始应用肝素抗凝。

（2）抗凝药应用护理

1）肝素　在开始治疗后的最初 24 小时内每 4~6 小时监测 APTT，达到稳定治疗水平后，改为每天监测 APTT。肝素治疗的不良反应包括出血和肝素诱导的血小板减少症（HIT），出血的监测见"溶栓药应用护理"。HIT 的发生率较低，但一旦发生，常比较严重，因此在治疗的第 1 周应每 1~2 天、第 2 周起每 3~4 天监测血小板计数，若出现血小板迅速或持续降低达 30% 以上，或血小板计数 <100 ×10^9/L，应报告医生停用肝素。

2）华法林　其疗效主要通过监测 INR 是否达到并保持在治疗范围进行评价，因此，在治疗期间需定期监测 INR。在 INR 未达到治疗水平时需每天监测，达到治疗水平时每周监测 2~3 次，共监测 2 周，以后延长到每周监测 1 次或更长。华法林的主要不良反应是出血，观察见"溶栓药应用护理"。应用华法林治疗的前几周还可能引起血管性紫癜，导致皮肤坏死，需注意观察。

【健康指导】

1. 向患者及家属讲解疾病的发生、发展和转归　可借助简易图片进行讲解，使患者理解预防肺栓塞的意义与目的。

2. 疾病预防指导　①对存在深静脉血栓（DVT）危险因素的人群，应指导其避免可能增加静脉血流淤滞的行为，如长时间保持坐位，特别是坐时跷"二郎腿"以及卧床时膝下放置枕头，穿束膝长筒袜，长时间站立不活动等；②对卧床患者应鼓励其进行床上肢体活动，不能自主活动的患者需进行被动关节活动，病情允许时需协助早期下地活动和走路；不能活动的患者，将腿抬高至心脏以上水平，可促进下肢静脉血液回流；③卧床患者可利用机械作用如穿加压弹力抗栓袜、应用下肢间歇序贯加压充气泵等促进下肢静脉血液回流；④指导患者适当增加液体摄入，防止血液浓缩，由于高脂血症、糖尿病等疾病可导致血液高凝状态，应指导患者积极治疗原发病；⑤对于血栓形成高危患者，应指导其按医嘱使用抗凝药防止血栓形成。

3. 用药指导 由于 PTE 的复发率较高，出院后常需继续口服华法林进行抗凝治疗，指导患者遵医嘱服用华法林，不可擅自停药，定期测 INR，如 INR 低于 1.5 或高于 2.5 需及时复诊。如观察到有出血的表现，应立即就医。

（李　津）

任务六　冠心病护理常规

【病情观察要点】

1. 观察疼痛的部位、性质、程度、持续时间。
2. 观察疼痛时的伴随症状：焦虑、恶心、呕吐等。
3. 观察胸痛的时间及诱发因素。

【主要护理问题的护理措施】

1. 疼痛 胸痛。

（1）休息与活动　心绞痛发作时应立即停止活动，解开衣领，卧床休息。协助患者采取舒适体位。

（2）心理护理　安慰患者，解除紧张不安情绪，减少心肌耗氧量。

（3）吸氧　及时给予吸氧。

（4）病情观察　评估患者疼痛的部位、性质、程度、持续时间，观察患者有无焦虑、出冷汗、恶心、呕吐等伴随症状。嘱患者疼痛发展或加重时通知医生。疼痛发作时测血压、心率，做心电图。

（5）用药护理　心绞痛发作时给予舌下含服硝酸甘油。用药后注意观察患者胸痛变化情况，服药后 3~5 分钟不缓解可再服一片。对于心绞痛发作频繁者，口服效果差的患者，遵医嘱给予硝酸甘油静脉滴注，应严格控制输液速度，并嘱患者不要随意调节以防低血压发生。部分患者用药后出现面部潮红、头部胀痛、头晕、心动过速、心悸等不适，应告知患者是由于药物所产生的血管扩张作用导致，以解除顾虑。

（6）减少或避免诱因　疼痛缓解后，与患者一起分析引起心绞痛发作的诱因。总结预防发病的诱因，如保持排便通畅，切忌用力排便，调节饮食，少量多餐，禁烟酒，保持心境平和，改变焦躁易怒、争强好胜的性格等。

2. 活动无耐力

（1）评估活动受限程度　评估患者心绞痛发作过程，找出诱发胸痛的活动类型及活动量。

（2）制订活动计划　根据患者的活动能力制订合理的活动计划，鼓励患者参加适当的体力劳动和体育锻炼，最大活动量以不发生心绞痛症状为度，心绞痛发作时应立即停止活动。避免竞赛活动和屏气用力动作、精神过度紧张的工作和长时间工作。对于规律性发作的劳力性心绞痛，可进行预防用药，如在就餐、排便等活动前含服硝酸甘油。

（3）活动中不良反应的观察与处理　观察患者活动过程中有无胸痛、呼吸困难、脉搏增快等反应，出现异常情况应立即停止活动，并给予含服硝酸甘油、吸氧等处置。

3. 知识缺乏 缺乏控制诱发因素及预防性药物应用知识。

（1）根据患者的文化层次、理解能力、疾病程度、经济状况等，指导药物的用法、副作用的观察。

（2）与患者共同总结发病因素，制订活动计划。

（3）指导患者胸痛发作后的处理。

【健康指导】

1. 饮食指导　合理膳食，应摄入低热量、低脂、低胆固醇、低盐饮食，多食蔬菜、水果和粗纤维食物如芹菜、糙米等，预防便秘；戒烟戒酒。

2. 活动指导　适量运动，以有氧运动为主，每天 30 分钟，注意运动的强度和时间因病情和个体差异而不同。如有不适，就地休息。

3. 预防指导　避免过劳、情绪激动、饱餐、用力排便、寒冷刺激等。

4. 病情监测指导　教会患者及家属心绞痛发作时的缓解方法（立即停止活动或舌下含服硝酸甘油），并立即到医院就诊，警惕心肌梗死的发生。患者应定期复查心电图、血压、血糖、血脂、肝功能等。

5. 用药指导　患者应遵医嘱服药，不要擅自增减药量。外出时随身携带硝酸甘油以备急需。硝酸甘油应放在棕色瓶内密闭保存，以免见光、潮解失效。药瓶开封后每 6 个月更换 1 次药物，以确保疗效。

任务七　急性心肌梗死护理常规

【病情观察要点】

1. 监测体温、心率、呼吸、血压。

2. 观察疼痛的部位、性质、程度、持续时间。

3. 观察胸痛的时间及诱发因素。

4. 密切观察有无呼吸困难、咳嗽、咳痰、尿少等情况。

【主要护理问题的护理措施】

1. 疼痛

（1）休息　疼痛时应绝对卧床休息，保持环境安静，减少干扰，减少心肌氧耗量，缓解疼痛。

（2）给氧　间断或持续吸氧，以增加心肌氧的供应。

（3）用药护理　遵医嘱给予吗啡或哌替啶止痛，给予硝酸甘油或硝酸异山梨酯，烦躁不安者可肌内注射地西泮，观察患者疼痛及其伴随症状，注意有无呼吸抑制、脉搏加快等不良反应，监测血压的变化。

（4）溶栓治疗　迅速建立静脉通道，保持输液通畅。心肌梗死不足 6 小时的患者可遵医嘱给予溶栓治疗。

（5）心理护理　陪伴患者，回应患者的行为反应如呻吟、易激怒等。向患者介绍环境等，帮助患者树立战胜疾病的信心。说明不良情绪会增加心脏负荷和心肌耗氧量，不利于病情的控制。

2. 活动无耐力

（1）康复治疗　评估生命体征平稳，无明显心绞痛，安静心率低于 110 次/分，无严重心律失常、心力衰竭和心源性休克。

（2）指导康复训练　根据病情和患者活动过程中的反应，逐渐增加活动量、活动持续时间和次数。若有并发症，则应适当延长卧床时间。

第 1 周前 3 天绝对卧床休息，可进行腹式呼吸、擦脸、关节被动运动。第 4 天起可进行关节主动运动，坐位洗漱、进餐，床上静坐，床边使用坐便器。

第 2 周坐椅子上就餐、洗漱等，由坐床边、床边站立，逐步过渡到床边步行、病室内行走、室外走廊散步、做医疗体操。

第 3 周在帮助下洗澡、上厕所，试着上下一层楼梯。

第 4 周起若病情稳定，体力增强，可考虑出院，或进一步治疗。

（3）训练时的监测　病情稳定后逐渐增加活动量可促进侧支循环的形成，提高活动耐力，防止便秘、肺部感染、血栓形成等并发症。

活动耐力的恢复是一个渐进的过程，既不能操之过急，过度活动，也不能因担心病情而不活动。开始进行康复训练时，必须在医务人员监测下进行，最好有心电监护。运动以不引起任何不适为度，心率增加 10～20 次/分为正常反应。若运动时心率增加超过 20 次/分，收缩压降低超过 15mmHg，出现心律失常或心电图 ST 段缺血型下降，则应退回到前一运动水平，若仍不能纠正，应停止活动。

3. 潜在并发症：心律失常

（1）急性期持续心电监护，如有异常，立即通知医生，遵医嘱使用利多卡因等药物，警惕室颤、心脏停搏的发生。

（2）监测电解质和酸碱平衡，电解质紊乱或酸碱平衡失调时更易并发心律失常。

（3）准备好急救药物和抢救设备如除颤器、起搏器等，随时准备抢救。

4. 潜在并发症：心力衰竭　严密观察患者有无呼吸困难、咳嗽、咳痰、尿少等表现。听诊肺部有无湿啰音，避免情绪烦躁、饱餐、用力排便等可加重心脏负担的因素，一旦发生，则按心力衰竭进行护理。

【健康指导】

1. 调整生活方式　低脂、低胆固醇饮食，控制体重；戒烟戒酒；克服急躁、焦虑情绪，保持乐观、平和的心情；避免饱餐，防止便秘；遵医嘱规律服药，定期复查。

2. 定期随访指导　患者定期到门诊随访，进行康复治疗。

3. 活动指导　循序渐进增加活动量，提倡小量、重复、多次运动，避免剧烈运动、竞技性活动。活动内容包括个人卫生、家务劳动、步行等。患者在上下两层楼或步行 2km 而无任何不适时，可以恢复性生活。经 2～4 个月的体力活动锻炼后，酌情恢复部分或轻工作，视情况是否恢复全天工作。

建议更换重体力劳动、需精神高度集中或工作量过大的工种。

4. 用药指导　指导患者遵医嘱服用 β 受体阻滞剂、血管扩张剂、钙通道阻滞剂、降血脂药及抗血小板药物等。

任务八　急性左心衰竭护理常规

【病情观察要点】

1. 严密监测呼吸频率、深度。

2. 观察意识状态、皮肤颜色及体温。

3. 听诊肺部呼吸音。

4. 监测血气分析。

【主要护理问题的护理措施】

1. 心搏出量不足

（1）体位　协助患者取端坐位，双腿下垂，减少静脉回流。减轻心脏负荷。

（2）建立通道　迅速建立两条静脉通道，遵医嘱用药。

（3）用药注意事项　应用吗啡要注意患者有无呼吸抑制、心动过缓；应用利尿剂要严格记录尿量；应用血管扩张剂要注意输液速度、监测血压变化，防止低血压；使用硝普钠应现用现配，避光滴注；洋地黄制剂静脉使用时要稀释，速度宜缓慢，同时观察心电图变化。

2. 气体交换受损

（1）氧疗护理　高流量鼻导管给氧，6～8L/min，严重者给予面罩加压给氧，乙醇湿化氧，使肺泡内泡沫表面张力降低而破裂、消失、增加气体交换面积。若患者不耐受，可降低乙醇浓度或间歇使用。

（2）病情监测　严密观察患者呼吸频率、深度，意识，精神状态，皮肤颜色及温度，肺部啰音的变化，监测血气分析结果。

3. 恐惧

（1）向患者介绍本病的救治措施及使用监测设备减少恐惧。

（2）医护人员在抢救时必须保持镇静、操作熟练、忙而不乱，使患者产生信任、安全感。避免在患者面前讨论病情，以减少误解。

【健康指导】

1. 向患者及家属介绍急性心力衰竭的病因，针对基本病因和诱因进行治疗。

2. 告知有心脏病史的患者，在静脉输液前应主动向医护人员说明病情，便于在输液时控制输液量及速度。

任务九　高血压护理常规

【病情观察要点】

1. 严密监测血压。

2. 评估头痛程度、持续时间。

3. 观察患者有无头晕、耳鸣、恶心、呕吐等症状。

【主要护理问题的护理措施】

1. 疼痛

（1）减轻头痛　为患者提供安静、温暖、舒适的环境，尽量减少探视。护理集中进行，动作轻巧。头痛时嘱患者卧床休息，抬高床头，改变体位时动作要慢。避免劳累、情绪激动、精神紧张、不规律用药等。指导患者使用放松技术，心理训练、音乐治疗。指出头痛与高血压有关，血压恢复正常且平稳后头痛症状可减轻或消失。

（2）用药护理　遵医嘱应用降压药物治疗，密切监测血压变化以判断疗效，并观察药物的不良反应。

2. 有受伤的危险

（1）避免受伤　定时测量患者血压并做好记录。患者有头晕、眼花、耳鸣、视物模糊等症状时，应卧床休息，入厕或外出时有人陪伴。伴恶心、呕吐的患者，应将痰盂放在患者伸手可及处，呼叫器放于患者手边，防止取物时跌倒。避免迅速改变体位，活动场所应设有相关安全设施。

（2）警惕体位性低血压　向患者讲解体位性低血压的表现，尤其是在联合用药、服首剂药物或加量时应特别注意。避免长时间站立，尤其在服药后最初几小时时；改变姿势，特别是从卧位、坐位起立时动作宜缓慢；服药后应休息一段时间再进行活动；一旦发生低血压应平卧，且下肢取抬高位，以促进下肢血液回流。

3. 潜在并发症：高血压急症

（1）避免诱因　向患者讲明高血压急症的诱因，应避免情绪激动、劳累、寒冷刺激和随意增减衣服。

（2）病情监测　定期监测血压，一旦发现血压急剧升高、剧烈头痛、呕吐、大汗、视物模糊、面色及神志改变、肢体运动障碍等症状，立即通知医生。

（3）急症护理　绝对卧床休息，避免一切不良刺激和不必要的活动，协助生活护理。保持呼吸道通畅，吸氧。安抚患者情绪，必要时应用镇静药。连接心电监护、迅速建立静脉通道，遵医嘱尽早给药。

【健康指导】

1. 向患者及家属解释高血压病因及高血压对健康的危害，引起患者足够的重视。坚持长期的饮食、运动、药物治疗，将血压控制在接近正常的水平，以减少对靶器官的进一步损害。

2. 指导患者健康饮食坚持低盐、低脂、低胆固醇饮食，限制动物脂肪、内脏等食物，适量蛋白质，多吃新鲜蔬菜、水果，防止便秘。

3. 改变不良的生活方式劝戒烟，限饮酒，劳逸结合，保证充分的睡眠，肥胖者控制体重。

4. 学会自我心理调节，保持乐观情绪。

5. 根据年龄及病情选择合适的运动。当运动中出现头晕、心慌、气急等症状时应就地休息，避免竞技性运动和力量型运动。

6. 告诉患者及家属有关降压药的名称、剂量、用法、作用与副作用，并提供书面资料。指导患者必须遵医嘱规律用药，不可随意增减药量或突然更换药物。教会患者或家属定时测量血压并记录，定期门诊复查。若血压控制不满意或有心动过缓等不良反应，应随时就诊。

（樊晓琴）

任务十　上消化道出血护理常规

【病情观察要点】

1. 观察生命体征、神志、尿量、皮肤色泽、湿度、弹性、腹部体征、四肢水肿等全身情况。

2. 观察呕血和便血的色、量、质。

3. 观察血常规、电解质、大便隐血试验、胃镜等检查结果。

4. 观察抑酸、护胃止血、护肝等药物的作用及不良反应。

5. 患者的心理状态。

【主要护理问题的护理措施】

1. 潜在并发症：血容量不足

（1）体位与保持呼吸道通畅　大出血时患者取平卧位并将下肢略抬高，以保证脑部供血。呕吐时头偏向一侧，防止窒息或误吸；必要时用负压吸引器清除气道内的分泌物、血液或呕吐物，保持呼吸道通畅。给予吸氧。

（2）治疗护理　立即建立两条以上静脉通道，配合医生迅速、准确地实施输血、输液、各种止血治疗及用药等抢救措施，并观察治疗效果及不良反应。输液开始宜快，必要时测定中心静脉压作为调整输液量和速度的依据。避免因输液、输血过多、过快而引起急性肺水肿，对老年患者和心肺功能不全者尤应注意。肝病患者忌用吗啡、巴比妥类药物；宜输新鲜血。

（3）饮食护理　急性大出血伴恶心、呕吐者应禁食。少量出血无呕吐者，可进温凉、清淡流质。出血停止后改为营养丰富、易消化、无刺激性半流质、软食，少量多餐，逐步过渡到正常饮食。

（4）心理护理　观察患者有无紧张、恐惧或悲观、沮丧等心理反应，特别是慢性病或全身性疾病致反复出血者，有无对治疗失去信心、不合作。解释安静休息有利于止血，关心、安慰患者。抢救工作应迅速而不忙乱，以减轻患者的紧张情绪。听取并解答患者或家属的提问，以减轻他们的疑虑。

（5）病情监测　①生命体征，有无心率加快、心律失常、脉搏细弱、血压降低、脉压变小、呼吸困难、体温不升或发热，必要时进行心电监护；②精神和意识状态，有无精神疲倦、烦躁不安、嗜睡、表情淡漠、意识不清甚至昏迷；③观察皮肤和甲床色泽，肢体温暖或是湿冷，周围静脉特别是颈静脉充盈情况；④准确记录出入量，疑有休克时留置导尿管，测每小时尿量，应保持尿量 >30ml/h；⑤观察呕吐物和粪便的性质、颜色及量；⑥定期复查血红蛋白浓度、红细胞计数、血细胞比容、网织红细胞计数、血尿素氮、大便隐血，以了解贫血程度、出血是否停止；⑦监测血清电解质和动脉血气分析的变化，急性大出血时，经由呕吐物、鼻胃管抽吸和腹泻，可丢失大量水分和电解质，应注意维持水电解质、酸碱平衡。

2. 活动耐力下降

（1）休息与活动　少量出血者应卧床休息，大出血者绝对卧床休息，协助患者取舒适体位并定时变换体位，注意保暖，治疗和护理工作应有计划集中进行，以保证患者的休息和睡眠。病情稳定后，逐渐增加活动量。

（2）安全护理　轻症患者可起身稍事活动，可上厕所大小便。有活动性出血时，患者常因有便意而至厕所，在排便时或便后起立时晕厥。指导患者坐起、站起时动作缓慢；出现头晕、心慌、出汗时，立即卧床休息并告知护士；必要时由护士陪同入厕或暂时改为在床上排泄。重症患者应多巡视，用床挡加以保护。

（3）生活护理　限制活动期间，协助患者完成个人日常生活活动，例如进食、口腔清洁、皮肤清洁、排泄。卧床者特别是老年人和重症患者注意预防压力性损伤。呕吐后及时漱口。排便次数多者注意肛周皮肤清洁和保护。

【健康指导】

1. 帮助患者及其家属了解疾病的病因和诱因以及预防和护理知识，以减少再次出血的危险。

2. 注意饮食卫生，饮食要有规律。进食营养丰富易消化的食物，避免过饥或暴饮暴食，避免干硬、生冷、过热及产气多的食物。禁烟酒、浓茶、咖啡等有刺激性的食物。

3. 生活起居有规律，劳逸结合，保持乐观情绪，保证身心休息。避免长期精神紧张，过度劳累。

4. 在医生指导下用药，以免用药不当。对一些可诱发或加重溃疡病症状，甚至引起并发症的药物应禁用，如水杨酸钠、保泰松等。

5. 教会患者及其家属识别出血先兆并掌握应急措施：如出现头晕、心慌等不适或呕血、黑便时，立即卧床休息，保持安静，减少身体活动，呕吐时取侧卧位或头偏向一侧，以免误吸，立即送医院治疗。

任务十一　肝胆管结石护理常规

【病情观察要点】

1. 观察患者的腹部情况：腹痛的诱因、部位、范围、性质及伴随性状，有无腹部包块。

2. 观察患者有无寒战、高热、黄疸、尿液颜色的改变，有无食欲减退、恶心、呕吐，有无意识及生命体征的改变。

3. 黄疸患者应观察皮肤黄染的程度及是否伴有瘙痒，皮肤有无破损。

4. 防止胆道休克的发生。

5. 观察肝功能的变化。

【主要护理问题的护理措施】

1. 急性疼痛

（1）评估疼痛的程度，观察疼痛的部位、性质、程度、发作时间、诱因及缓解的相关因素；评估疼痛与饮食、体位、睡眠的关系，为进一步治疗和护理提供依据。

（2）嘱患者卧床休息，取舒适体位；指导患者进行有节律的深呼吸，以缓解疼痛。

（3）对诊断明确且剧烈疼痛者，遵医嘱予消炎利胆、解痉镇痛药物，以缓解疼痛。禁用吗啡，以免造成 Oddi 括约肌痉挛。

2. 体温过高

（1）每 4 小时测体温一次并记录。

（2）根据患者体温升高的程度，采用温水擦浴、冰敷等物理降温或药物降温，及时更换衣服及被褥。

（3）鼓励患者饮水，若病情不允许时及时进行静脉输液，保证输入量在 $2500 \sim 3000\text{ml/d}$。

（4）遵医嘱给予抗生素控制感染。

3. 有皮肤完整性受损的危险

（1）向患者解释原因及预防皮肤完整性受损的方法。

（2）保持皮肤清洁，用温水擦洗皮肤，穿棉质衣服。

（3）指导患者修剪指甲，不可抓挠皮肤。

（4）瘙痒剧烈者，可遵医嘱外用炉甘石洗剂等止痒药。

4. 营养失调：低于机体需要量

（1）进食患者给予低脂、高蛋白、高碳水化合物、高维生素的半流质饮食，并配合静脉营养，禁食或进食不足者，通过肠外营养途径给予补充。

（3）术后禁食，待胃肠功能恢复、肛门排气、无腹痛腹胀不适，可由流质饮食逐步过渡到正常饮食，食物宜清淡易消化、低脂，忌油腻食物及饱餐。

5. 潜在并发症：术后出血、胆瘘等

（1）出血　观察生命体征、腹部体征和伤口渗血情况；有腹腔引流管者，观察引流液的颜色、性状及量。如出现面色苍白、冷汗、脉搏细弱、血压下降，腹腔引流管引流出大量血性液体等情况，及时报告医师并做好抢救准备。

（2）胆瘘　患者出现发热、腹胀、腹痛、腹膜刺激征等表现，或腹腔引流液呈黄绿色胆汁样，常提示发生胆汁渗漏。观察腹部体征及引流液情况，一旦发现异常，及时报告医师并协助处理：①取半卧位，安置腹腔引流管，保持引流通畅，将漏出的胆汁充分引流至体外；②补液并维持水、电解质平衡；③及时更换引流管周围被胆汁浸湿的敷料，予氧化锌软膏或皮肤保护膜涂敷局部皮肤，防止胆汁刺激和损伤皮肤。

【健康指导】

1. 合理安排作息时间，劳逸结合，避免过度劳累及精神过度紧张。

2. 合理饮食，禁忌油腻食物，避免暴饮暴食，宜少量多餐。

3. 告知患者胆囊切除术后出现消化不良、脂肪性腹泻的原因，解除其焦虑情绪。如果出现黄疸、陶土样大便应及时就诊。

4. 行胆囊造口术的患者，遵医嘱服用消炎利胆药物，按时复查，以确定是否行胆囊切除手术。出现腹痛、发热、黄疸等症状及时就诊。

5. 做好带 T 形管出院患者的护理指导：①向患者及家属解释 T 形管的重要性；②尽量穿宽松柔软的衣服，以防引流管受压；③沐浴时采用淋浴，用塑料薄膜覆盖置管处，以防增加感染的机会；④在 T 形管上标明记号，以便观察其是否脱出。避免提举重物或过度活动，防止 T 形管脱出；⑤引流管口每日换药 1 次，周围皮肤涂氧化锌软膏加以保护；若敷料渗湿，应立即更换；⑥每日在同一时间排出引流袋内引流液，观察并记录其颜色、量和性状，引流袋每周更换 1 次；⑦若发现 T 管脱出或突然无液体流出或身体不适等，应及时就医。

任务十二　肠梗阻护理常规

【病情观察要点】

1. 有无腹痛、腹胀、呕吐、肛门停止排气排便等症状，并注意出现的时间、有无进行性加重。

2. 观察呕吐物、肛门排出物，胃肠减压抽出液的性质和量。

3. 有无腹膜刺激征及范围。

4. 重点观察患者生命体征的变化。

5. 有无眼窝凹陷、皮肤弹性降低等脱水体征。

6. 了解各项检查化验的结果，判断患者有无水、电解质和酸碱平衡失调等。

【主要护理问题的护理措施】

1. 急性疼痛

（1）禁食、胃肠减压，保持引流通畅，注意引流液的颜色、性状和量，并正确记录。

（2）提供安静舒适的环境，协助患者取低半卧位，减轻腹肌紧张，有利于患者的呼吸。

（3）观察疼痛的性质、程度及时间部位，在确定无肠绞窄后，可应用阿托品、654－2 等抗胆碱类药物，以解除胃肠道平滑肌的痉挛，抑制胃肠道腺体的分泌，使患者腹痛得以缓解。不可随意应用吗啡类止痛药，以免掩盖病情。

（4）若为不完全性、痉挛性或单纯蛔虫所致的肠梗阻，可适当顺时针轻柔按摩腹部，并遵医嘱配合应用针刺疗法，缓解疼痛。

2. 体液不足

（1）监测生命体征、尿量、尿比重，判断血容量有无不足。

（2）观察呕吐物、胃肠减压引流液的量及性质，记录 24 小时出入量，为准确估计输液量提供依据。

（3）观察记录皮肤弹性及黏膜改变情况，判断有无体液不足的存在。

（4）遵医嘱及时送检标本，追踪电解质、肾功能等检查结果，及时报告医生。

（5）遵医嘱静脉输液，合理安排输液种类和调节输液量，维持水、电解质、酸碱平衡。

3. 舒适度减弱

（1）留置胃管，持续胃肠减压，观察引流液的量、色和性质，为诊断提供依据。

（2）妥善固定胃管，保持引流通畅。

（3）关心安慰患者，讲解胃肠减压可吸出肠道内气体和液体，减轻腹胀，降低肠腔内压力，改善肠壁血液循环，有利于改善局部病变及全身情况，使患者重视胃肠减压。

（4）遵医嘱给予灌肠（不全梗阻）、肛管排气、鼻饲药物等处理。

（5）病情允许时鼓励患者多下床活动以促进肠蠕动恢复。

（6）患者呕吐时，坐起或头偏向一侧，及时清理呕吐物，清洁口腔，防止发生窒息或吸入性肺炎；呕吐后，用冷开水或等渗盐水漱口，清洁颜面部，观察记录呕吐的性质、量、次数及发生时间；维持口腔清洁卫生，口腔护理 2 次/天，防止口腔感染；遵医嘱补液，防止出现体液不足；密切观察腹胀、呕吐的变化，注意手术指征的出现。

4. 潜在并发症：术后肠粘连、腹腔感染、肠瘘

（1）监测体温、血常规及观察切口愈合情况，如发现异常，及时报告医生，积极处理。

（2）肠道功能恢复前保持有效的胃肠减压，减轻胃肠道张力，注意观察和防止术后并发症。

（3）遵医嘱积极抗感染并观察其疗效。

（4）遵医嘱给予营养支持，补充蛋白质或输血，增强机体抵抗力，促进吻合口及切口的愈合。

（5）术后严格禁食、禁水；待胃肠功能恢复，肛门排气后进少量流质，如无不适，逐步增加流质量到半流质；若行肠切除术者，推后 1～2 天进食流质或遵医嘱。

（6）若术后 1 周患者感到腹胀、高热、腹壁切口红肿，有粪臭味液体流出，说明已并发肠瘘，积极按肠瘘患者进行处理。

【健康指导】

1. 讲解疾病治疗和护理相关知识、药疗作用和不良反应等，简明介绍手术及麻醉方式。

2. 保持皮肤的完整性，卧床患者指导并协助定时翻身、避免局部长时间受压，保持床单位及衣服整洁干燥。

3. 术前禁食，术后肛门排气后进流质，逐步过渡至半流质、软食、普食。出院后注意饮食卫生，进食易消化、少刺激性的食物，避免暴饮、暴食及饱食后剧烈运动。

4. 术后保持各管道固定通畅，避免堵塞、扭曲、脱出。

5. 术后宜早日下床活动，以促进肠蠕动恢复，视病情恢复情况逐渐增加活动量。

6. 避免腹部受凉，老年便秘者应及时服用缓泻药，保证大便通畅。

7. 出院后若有腹痛、腹胀、停止排气和排便等不适，及时就诊；定期复查。

任务十三　急性胰腺炎护理常规

【病情观察要点】

1. 观察并记录患者腹痛的部位、性质及程度，发作的时间、频率，持续时间，以及相关疾病的其他临床表现。

2. 监测患者生命体征、意识、血氧饱和度等变化。及时发现脉搏细速、呼吸急促、尿量减少等低血容量的表现。

3. 观察呕吐物的量及性质，行胃肠减压者，观察和记录引流量及性质。

4. 观察患者皮肤、黏膜的色泽与弹性，准确记录 24 小时出入量。

5. 监测血、尿淀粉酶，血糖、电解质的变化，了解各项检查化验的结果，判断有无水、电解质和酸碱平衡失调等。

【主要护理问题的护理措施】

1. 急性疼痛

（1）休息与体位　患者应绝对卧床休息，减轻胰腺的负担，促进组织修复。保证睡眠，促进体力的恢复。腹痛时协助患者取弯腰、前倾坐位或屈膝侧卧位，以缓解疼痛。因剧痛辗转不安者应防止坠床，去除周围一切危险物品，保证安全。

（2）饮食护理 ①禁食禁水、胃肠减压，以减少胰液的分泌，减少对胰腺的刺激。轻症急性胰腺炎经过 3~5 天禁食和胃肠减压，当疼痛减轻、发热消退，即可先给予少量无脂流质。②加强营养支持。及时补充水分及电解质，保证有效血容量。早期一般给予 TPN，如无梗阻，宜早期行空肠插管，过渡到 EN。营养支持可增强肠道黏膜屏障，减少肠内细菌移位引发感染的可能。③鼻空肠管肠内营养。若患者禁食、禁饮在 1 周以上，可以考虑在 X 线引导下经鼻腔置空肠营养管，实施肠内营养。

（3）用药护理 腹痛剧烈者，可遵医嘱给予阿托品、哌替啶镇痛，禁用吗啡，以防引起 Oddi 括约肌痉挛，加重病情。注意监测用药后患者疼痛有无减轻，疼痛的性质和特点有无改变。若疼痛持续存在伴高热，则应考虑可能并发胰腺脓肿；如疼痛剧烈，腹肌紧张，压痛和反跳痛明显，提示并发腹膜炎，应报告医生及时处理。

2. 潜在并发症：低血容量性休克

（1）病情观察 严密监测生命体征、血氧饱和度等。注意有无脉搏细速、呼吸急促、尿量减少等低血容量的表现。注意观察呕吐物的量及性质，行胃肠减压者，观察和记录引流量及性质。观察患者皮肤、黏膜的色泽与弹性有无变化，判断失水程度。准确记录 24 小时出入量，作为补液的依据。定时留取标本，监测血、尿淀粉酶，血糖、电解质的变化，做好动脉血气分析的测定。

（2）维持有效血容量 迅速建立有效静脉通路输入液体及电解质，禁食患者每天的液体入量常需在 3000ml 以上，以维持有效循环血容量。注意根据患者脱水程度、年龄和心肺功能调节输液速度，及时补充因呕吐、发热和禁食所丢失的液体和电解质，纠正酸碱平衡失调。

（3）防治低血容量性休克 如患者出现意识状态改变、脉搏细弱、血压下降、尿量减少、皮肤黏膜苍白、冷汗等低血容量性休克的表现，应积极配合医生进行抢救。①迅速准备好抢救用物如静脉切开包、人工呼吸器、气管切开包等；②患者取仰卧中凹卧位，注意保暖，给予氧气吸入；③尽快建立静脉通路，必要时中心静脉置管，按医嘱输注液体、血浆或全血，补充血容量；根据血压调整给药速度，必要时测定中心静脉压，以决定输液量和速度；④如循环衰竭持续存在，遵医嘱给予升压药。注意患者血压、意识状态及尿量的变化。

3. 营养失调：低于机体需要量

（1）禁食期间给予肠外营养支持，保证营养供给。

（2）轻症急性胰腺炎经过 3~5 天禁食和胃肠减压，当疼痛减轻、发热消退，即可先给予少量无脂流质，逐步过渡至低脂饮食。重症急性胰腺炎患者，待病情稳定、淀粉酶恢复正常、肠麻痹消失后，可通过空肠造瘘管行肠内营养支持，逐步过渡至全肠内营养及经口进食。

（3）及时补充水分及电解质，保证有效血容量。早期一般给予 TPN，如无梗阻，宜早期行空肠插管，过渡到 EN。

（4）若患者禁食、禁饮在 1 周以上，可以考虑在 X 线引导下经鼻腔置空肠营养管，实施肠内营养。

【健康指导】

1. 向患者讲解本病的主要诱发因素、预后及并发症知识。指导患者积极治疗胆道疾病，避免复发。如出现腹痛、腹胀、恶心等表现时，及时就诊。

2. 谨慎用药，如氢氯噻嗪、硫唑嘌呤等可诱发胰腺炎，需要在医生指导下使用。

3. 养成规律饮食习惯，腹痛缓解后，从少量低脂、低糖饮食开始，逐渐恢复正常饮食，避免刺激性强、产气多、高脂肪和高蛋白食物。避免暴饮暴食，戒除烟酒（含酒精类饮料），防止复发。

任务十四　胃癌护理常规

【病情观察要点】

1. 观察生命体征、意识、精神状态、面色、营养状态等全身情况。

2. 观察有无恶心、呕吐、呕血、黑便及贫血、消瘦等症状。

3. 观察腹部体征：有无上消化道出血、急性穿孔以及幽门梗阻等并发症。

4. 监测各项检查化验结果。

5. 观察患者的心理状态。

【主要护理问题的护理措施】

1. 恐惧/焦虑

（1）评估分析患者的心理变化，针对性地进行心理疏导，增强患者战胜疾病的信心。

（2）关心患者，告知有关疾病和手术的知识、术前和术后的配合、解释患者的各种疑问。

（2）急性穿孔和大出血时，患者紧张、恐惧，应及时安慰患者，并说明手术的必要性。

（3）应根据患者的个体情况提供信息，帮助其分析有利条件和因素，增加其对治疗的信心，使患者能积极配合治疗和护理。

（4）动员家属给予有力的心理支持。

2. 疼痛

（1）评估疼痛的性质、部位、程度。

（2）为患者创造安静舒适的环境，鼓励其适当参与娱乐活动以分散注意力，并与患者共同探索控制疼痛的不同途径，如松弛疗法、音乐疗法等，同时鼓励家属参与镇痛计划。必要时遵医嘱给予止痛药，晚期肿瘤疼痛难以控制者，可按 WHO 三级阶梯镇痛方案处理。

（3）手术患者术后取平卧位，血压平稳后取低半卧位可减轻腹部切口张力，减轻疼痛。

（4）对应用自控止痛泵的患者，应注意预防并处理可能发生的并发症，如尿潴留、恶心、呕吐、晕眩等。

3. 营养失调：低于机体需要量

（1）病情允许时鼓励少量多餐，给予高蛋白、高热量、富含维生素、易消化、无刺激的食物，但对胃大部切除术后的患者应指导进低糖、高蛋白饮食。

（2）遵医嘱经患者鼻肠管或空肠造瘘处滴入要素饮食，应注意由低（浓度低）、少（量少）、慢（速度慢）开始，逐步增加。

（3）遵医嘱予静脉营养支持。

（4）必要时遵医嘱输血浆、清蛋白、全血等。

（5）化疗、放疗期间患者常有食欲减退、恶心、呕吐等消化道反应，可餐前适当应用药物控制症状。

4. 有体液不足的危险

（1）禁食期间静脉补充液体，提供患者所需的水、电解质和营养素。

（2）详细记录 24 小时出入水量，必要时监测中心静脉压，为合理输液提供依据。

（3）遵医嘱输血浆或全血，以改善患者的营养状况或贫血，有利于吻合口和切口的愈合。

【健康指导】

1. 疾病相关知识指导 讲解疾病相关知识及术前、术后的注意事项，简明介绍手术及麻醉知识；讲解术后并发症的表现和防治方法；讲解化疗的必要性，指导来院化疗的时间、注意事项与如何防治化疗副作用。

2. 心理指导 患者学会自我调节情绪，保持乐观态度，避免情绪刺激和波动。

3. 饮食指导 病情允许时鼓励进食，少量多餐，营养丰富，逐步过渡为正常饮食。术后应严格遵医嘱，饮食避免过甜、过咸、过浓流质，宜减少糖类含量，增加蛋白质比例，防止发生术后并发症。与患者讨论并制订其治疗性饮食计划，宜定时定量，少食刺激性食物，养成良好的膳食习惯，戒烟戒酒。

4. 休息活动指导 术后病情平稳后宜取低半卧位；适当休息；鼓励患者术后早期活动，根据其个体差异确定活动量，避免过劳。出院后注意劳逸结合，养成锻炼身体的习惯，增强免疫力。

5. 用药指导 患者药物的服用时间、方式、剂量，说明药物不良反应。避免服用对胃黏膜有损害性的药物。

6. 疾病知识指导 大力推广防癌知识，监测易感人群，如 40 岁以上成人，近期发生上腹部不适或有溃疡史者、近期出现疼痛规律变化，大便潜血试验持续阳性等，及时到医院进行相关检查，做到早期发现、早期诊断、早期治疗。

（李　津）

任务十五　慢性肾衰竭护理常规

【病情观察要点】

1. 观察患者尿量及体重变化情况，每日定时测量体重，每日准确记录出入液量。

2. 观察患者水肿情况（水肿的部位、程度）、血压变化情况。

3. 观察患者有无感染征象，如体温升高、寒战、咳嗽、咳脓痰、尿路刺激征等。

4. 观察患者有无呼吸困难、喘憋，烦躁不安，发绀等左心衰表现。

5. 注意观察行血液净化患者的血管通路及腹膜透析置管是否通畅，是否有局部渗血、渗液。

6. 观察患者有无高钾血症（如四肢乏力，神志淡漠和感觉异常；心跳缓慢或心律不齐，甚至出现软瘫、呼吸肌麻痹、心搏骤停等）。

【主要护理问题的护理措施】

1. 营养失调：低于机体需要量

（1）蛋白质 慢性肾衰竭患者采用优质低蛋白饮食。根据 GFR 调整蛋白质摄入量。CKD1 – 2 期患者，推荐蛋白质摄入量为 $0.8 \sim 1.0 g/(kg \cdot d)$；从 CKD3 期起至没有进行透析治疗的患者，推荐蛋白质摄入量为 $0.6 \sim 0.8 g/(kg \cdot d)$。血液透析及腹膜透析患者，摄入量为 $1.0 \sim 1.2 g/(kg \cdot d)$。饮食中 50% 以上蛋白质为富含必需氨基酸（优质蛋白），如蛋、鱼、牛奶、瘦肉等；减少植物蛋白，如花生、豆类及其制品等的摄入量。必要时遵医嘱补充适量的必需氨基酸或（和）α – 酮酸，以防止低蛋白饮食带来的营养不良。

（2）热量 每日保障足够热量摄入，防止体内蛋白质过度分解。每日供给热量为 $125.6 \sim 146.5 kJ/kg$（$30 \sim 35 kcal/kg$），主要为碳水化合物；70% 的热量由碳水化合物供给，可选用土豆、红薯、山药、芋头、藕粉等蛋白质含量低而含热能高的食物。恶心、呕吐、无法经口进食者，可遵医嘱静脉输入营养药物。

（3）其他　低蛋白饮食时，补充富含钙、铁及维生素 B 的食物。明显水肿、高血压患者，钠摄入量一般为每天 2~3g（氯化钠 5~7g），严重患者每天 1~2g（氯化钠 2.5~5g）；尿少、高钾血症患者限制韭菜、白菜、香蕉、橘子、西瓜、草莓等摄入；每日磷摄入量一般应 <800mg/d，注意限制摄入含磷高的食物，如全麦面包、动物内脏、加工肉制品、干果、蛋黄、巧克力等。鼓励患者多食含钙丰富的食物，以补充钙的摄入。

2. 活动无耐力

（1）以休息为主，避免过度劳累。

（2）病情稳定者，鼓励其适当活动，以不出现呼吸困难、胸痛、头晕为度。

（3）对病情重、心功能不全或合并感染的患者，应严格卧床休息。协助患者完成日常的生活自理，减少其活动度，缓解疲乏。

（4）长期卧床者，指导及协助其进行床上的主动和被动肢体活动，防止发生肌肉萎缩及深静脉血栓形成。

3. 有感染的危险

（1）指导患者合理控制饮食及适度运动，以增强机体抵抗力。

（2）留置导管者，加强消毒，严格执行无菌技术操作规程。

（3）嘱患者尽量少去人多的公共场所，并限制探视的人数及次数。

（4）保持口腔清洁卫生，每日软毛刷牙，饭前、饭后漱口。

（5）做好皮肤护理：长期卧床者，定时翻身、防止压力性损伤；皮肤瘙痒者，注意清洁及保湿，嘱患者修剪指甲，勿用力搔抓皮肤，以免皮肤损伤引起感染；必要时遵医嘱给予抗组胺药物和止痒剂（如炉甘石洗剂）；皮肤如有破损可涂碘伏等。

4. 潜在并发症：水、电解质、酸碱失衡

（1）指导患者观察并准确记录 24 小时出入液量，监测体重及血压变化，观察是否发生水肿，如脚踝、眼睑、大腿内侧等部位。

（2）观察患者有无心慌、肢体无力及心电图变化，防止发生高钾血症。

（3）观察患者有无恶心、呕吐、食欲差及肢体无力，防止发生酸中毒。

【健康指导】

1. 疾病知识指导　指导患者积极治疗原发病，注意防寒保暖，避免受凉、感染；劳逸结合，避免劳累和重体力活动；严格遵循饮食原则，注意补充足够热量、优质蛋白饮食；避免加速肾功能恶化的各种因素，如使用肾毒性药物、血容量不足、尿路梗阻等；注意个人卫生，保持皮肤、口腔、会阴部清洁，勿搔抓皮肤。

2. 治疗指导　指导患者坚持遵医嘱治疗，不自行用药及停药、减量，指导患者观察药物不良反应；有计划地使用血管，尽可能保护一侧前臂、肘部静脉，不穿刺，以备血液透析时建立血管通路；已行血液透析治疗的患者，嘱咐定期医院透析，并保护动 - 静脉瘘管，避免内瘘侧肢体受压、提重物；已行腹膜透析患者嘱其注意卫生、保护腹膜透析置管。

3. 病情监测指导　指导患者及家属监测尿量、血压、体重变化，嘱咐患者定期医院随访，复查尿液、肾功能、电解质，一旦出现异常情况，如发热、体重快速增加、水肿、血压控制不理想、呼吸困难、意识不清等，立即到医院就诊。

任务十六　甲状腺功能亢进护理常规

【病情观察要点】

1. 观察患者有无自觉乏力、多食、消瘦、怕热、多汗、急躁、易怒及排便次数增多等异常改变。

2. 观察患者有无甲状腺弥漫性肿大，是否伴有震颤或血管杂音，同时观察患者眼球有无向外突出的现象。

3. 甲状腺功能检查是否有异常。

4. 观察抗甲状腺药的作用和不良反应。

5. 患者的心理状态。

【主要护理问题的护理措施】

1. 营养失调：低于机体需要量

（1）给予高热量、高蛋白、高维生素饮食，提供足够热量和营养以补充消耗，满足高代谢需要。餐次以1天6餐或1天3餐间辅以点心为宜，主食应足量。

（2）饮水2000~3000ml/d，补偿因腹泻、大量出汗及呼吸加快引起的水分丢失，有心脏疾病者除外，以防水肿和心力衰竭。

（3）忌食生冷食物，减少食物中粗纤维的摄入，调味清淡可改善排便次数增多等消化系统症状。

（4）慎用卷心菜、花椰菜、甘蓝等致甲状腺肿的食物。

（5）有效治疗可使体重增加，指导患者按时按量规则服药，不可自行减量或停服。

2. 活动无耐力

（1）有计划地适量活动，以不感到疲劳为宜。

（2）保持环境安静，避免嘈杂。

（3）协助患者完成日常的生活自理，减少其活动度，缓解疲乏。

（4）对大量出汗的患者，应及时更换被服，防止受凉。

（5）对病情重、心功能不全或合并感染的患者，应严格卧床休息。

3. 个人应对无效

（1）向患者解释情绪、行为改变的原因，提高对疾病的认知水平，减轻心理压力，消除不良情绪。

（2）合理安排患者生活，保持居室安静和轻松的气氛，限制探视。

（3）指导患者禁酒、咖啡、浓茶及刺激性的食物，以减少对患者的不良刺激。

（4）帮助患者合理安排休息时间、白天适当活动，避免精神紧张和注意力过度集中，保证夜间充足睡眠。

（5）以平和、耐心的态度对待患者，建立相互信任的关系。

4. 有组织完整性受损的危险

（1）指导患者保护眼睛，戴深色眼镜，减少光线和灰尘的刺激。睡前涂抗生素眼膏，眼睑不能闭合者覆盖纱布或眼罩，将角膜、结膜损伤、感染和溃疡的可能性降至最低限度。眼睛勿向上凝视，以免加剧眼球突出和诱发斜视。

（2）指导患者减轻眼部症状的方法：必要时遵医嘱给予0.5%甲基纤维素或0.55%氢化可的松溶液滴眼，可减轻眼睛局部刺激症状；高枕卧位和限制钠盐摄入可减轻球后水肿，改善眼部症状。

（3）每天做眼球运动以锻炼眼肌，改善眼肌功能。

（4）定期进行角膜检查，以防角膜溃疡造成失明。

5. 潜在并发症：甲状腺危象

（1）早期识别甲状腺危象症状，原有甲状腺功能亢进症（甲亢）症状加重，如出现严重乏力、烦躁、发热（＞39℃）、多汗、心悸、心率达 140 次/分以上，伴食欲不振、恶心、腹泻等应警惕甲状腺危象。

（2）甲状腺危象紧急护理措施：①保证病室环境安静；②严格按规定的时间和剂量给予抢救药物；③密切观察生命体征和意识状态并记录；④昏迷者加强皮肤、口腔护理，定时翻身，以预防压力性损伤、肺炎的发生。避免诱因：如感染、严重精神刺激、创伤等。

（3）加强心理护理，增强患者应对能力。

【健康指导】

1. 嘱患者保持身心愉快，避免过度劳累和精神刺激。

2. 指导患者掌握有关甲亢的疾病知识和眼睛的保健方法。

3. 指导患者上衣领宜宽松，避免压到肿大的甲状腺。严禁用手挤压甲状腺，以免甲状腺激素分泌过多，加重病情。

4. 嘱患者坚持长期服药，并按时按量服用，不可随意减量和停药。服用抗甲状腺药者每周检查血常规 1 次，每隔 1～2 个月做甲状腺功能测定。

5. 每天清晨起床前自测脉搏，定期测量体重。脉搏减慢，体重增加是治疗有效的标志。

6. 若出现高热、恶心、呕吐、腹泻、突眼加重等症状，应警惕甲状腺危象的可能，及时就诊。

7. 指导妊娠期甲亢患者，为避免对自己及胎儿造成影响，宜用抗甲状腺药控制病情，禁用 I^{131} 治疗，慎用普萘洛尔。产后如需继续服药，则不宜哺乳。

任务十七　糖尿病护理常规

【病情观察要点】

1. 了解有无进食或营养异常，有无"三多一少"的症状。

2. 观察生命体征、精神状态、胃肠道症状、皮肤完整性等全身情况。

3. 检查有无并发症的发生及相应症状。

4. 询问有无家族史。

5. 了解血糖监测结果。

6. 用药过程中注意观察降血糖药的作用和不良反应。

【主要护理问题的护理措施】

1. 营养失调：高于或低于机体需要量

（1）根据患者的体重及活动强度算所需总热量。

（2）制订饮食计划，合理搭配，营养均衡。

（3）饮食治疗的好处：降低高血糖，减轻胰岛 B 细胞负担，减肥，预防和治疗并发症，改善整体健康水平。

（4）饮食治疗的原则：热量要量化，搭配合理化，饮食均衡化。根据身高、体重计算总热量：每天需要的热量 =［身高（cm）－105］×热量级别。

（5）合理搭配营养，其中碳水化合物占 50%～65%，蛋白质占 20%～30%，脂肪占 10%～

20%，维生素、无机盐要充足。

（6）饮食均衡化，食物品种多样化，粗细粮搭配，荤素食搭配。饮食的分配比例：早、中、晚餐按每天需要量的 1/3、1/3、1/3 或 1/5、2/5、2/5 分配。

（7）培养良好的饮食习惯，食物要有粗有细，不甜不咸，少吃多餐，七八分饱。鼓励患者定时定量、有规律进餐。

2. 有感染的危险

（1）指导患者合理控制饮食及适度运动，以增强机体抵抗力。

（2）严格执行无菌技术规程。

（3）嘱患者尽量少去人多的公共场所，并限制探视的人数及次数。

（4）保持口腔清洁卫生，选用软毛牙刷，每月更换。

（5）皮肤护理：①保持皮肤清洁，用温水及中性肥皂洗澡；②选择质地柔软、宽松的棉质衣服；③避免皮肤搔抓、刺伤和其他损害；④如有外伤及皮肤感染时，不可任意用药，尤应注意不用刺激性强的药物，应告知医生处理。

（6）糖尿病足的预防和护理：①加强血糖的控制和监测；②保持足部清洁卫生，正确修剪趾甲，每天用温水清洁足部，注意水温，防烫伤；③注意保暖，防止皲裂与冻伤；④鞋的选择，以选用清洁、干燥、宽松、柔软的布鞋为宜；⑤袜的选择，应选用清洁、柔软、舒适、袜口宽松的棉袜；⑥每天检查足部情况，预防足部外伤，发现异常及时正确处理；⑦定期复查神经肌电图，对糖尿病足的发展要有预见性；⑧如已发生糖尿病足，应按其分级进行综合治疗。

（7）嘱患者戒烟、限酒。

3. 有低血糖的危险

（1）胰岛素剂量要准确，注射方法要正确，注射部位要轮换。

（2）按时监测血糖，嘱患者定时定量，有规律进餐。

（3）遵医嘱及时调整胰岛素的剂量，避免或及早识别低血糖的发生。

（4）血糖低于 4.4mmol/L 时，应进食少量食物后再运动。

（5）避免空腹运动，以餐后 1 小时为宜，注意运动量要适宜。

4. 焦虑

（1）主动热情与患者及其家属沟通、交流。

（2）告诉患者疾病治疗的过程，增强其自信心。

（3）做好心理护理，争取亲属及社会的支持。

（4）给予正确引导，加强生活方式的干预。

5. 潜在并发症：酮症酸中毒

（1）关心体贴患者，以消除紧张心理，保持思想乐观、情绪稳定。

（2）密切观察病情变化，监测患者血糖、血钾的水平，观察患者呼吸的频率和深度，有无烂苹果气味，有无恶心、呕吐，"三多一少"的症状是否加重等，出现异常情况，应立即通知医生，遵医嘱给予处理。

（3）准确及时地记录 24 小时出入量。

（4）指导患者合理控制饮食，避免饮食不当、创伤等诱发因素，预防感染。

6. 胰岛素治疗的相关护理措施

（1）泵的护理　胰岛素泵能模拟人体胰腺分泌胰岛素，可在 24 小时内持续平稳地控制血糖，其作为糖尿病强化治疗的一种先进手段，正在世界范围内得到广泛应用。

1）置泵前的护理　①做好宣教，取得患者的配合；②正确评估患者全身及局部，选择适宜的注射部位；③清洁置泵部位的皮肤；④遵医嘱准备好胰岛素；⑤正确调试胰岛素泵，使泵处于正常工作状态。

2）置泵后的护理　①妥善固定泵管，防止其打折、脱出及针头堵塞；②定期检查胰岛素泵的参数及其运行情况，发现问题，及时处理；③严密监测血糖，警惕低血糖的发生；④加强皮肤护理，预防局部感染；⑤如出现报警，应检查报警原因，根据不同原因及时给予正确处理。

（2）胰岛素笔的护理　①护士应正确操作胰岛素笔，做到胰岛素剂型、剂量准确，注射方法正确；②根据胰岛素剂型和起效时间的不同，选择正确的注射时间和部位，并督促患者按时进餐。

（3）胰岛素的储存　①胰岛素应避免日晒，未使用的胰岛素应置于 2～8℃冰箱内冷藏，勿冰冻；②使用中的胰岛素可放置＜25℃的室温中保存，使用中的胰岛素笔不应放入冰箱内。

（4）密切观察药物的不良反应　避免低血糖的发生。

（5）经常轮换注射部位　防止皮下组织萎缩及硬结，影响胰岛素的吸收。

（6）加强健康指导　住院期间教会患者学会使用胰岛素笔。

（7）做好出院随访　及时掌握患者使用胰岛素笔的情况。

【健康指导】

1. 帮助患者了解有关糖尿病的知识，关心和帮助患者，对患者给予精神支持和生活照顾。

2. 正确指导用药：告知患者药物名称、作用、剂量、使用方法及注意事项

3. 示范胰岛素的注射方法及血糖仪使用方法，并指导患者掌握。

4. 指导患者识别各种可能出现的潜在的应激原如感染、外伤，并尽量避免出现应激状态。

5. 指导患者定期复诊，及时调整治疗方案，每年定期全身检查，延缓慢性并发症的发生，提高生活质量。

6. 指导患者外出时随身携带识别卡，以便发生紧急情况及时救治。

任务十八　深静脉栓塞护理常规

【病情观察要点】

1. 观察生命体征、神志、精神状态等全身情况。

2. 观察栓塞局部情况：患肢水肿情况、颜色、有无皮损等，定位、定时测量肢体周径，检查足背动脉搏动情况。

3. 观察疼痛的性质、程度、持续时间、部位。

4. 了解患者的心理状态：有无焦虑、恐惧等。

5. 观察有无血栓脱落致肺、心、脑、肾等重要脏器栓塞的表现。

【主要护理问题的护理措施】

1. 疼痛

（1）急性期叮嘱患者卧床休息，适当抬高患肢，促进血液回流以减轻静脉内压力。

（2）观察疼痛的性质、程度、持续的时间、部位。

（3）注意患肢皮肤的颜色、温度、弹性及动脉搏动情况。

（4）安慰患者，进行心理护理，指导其看书、听音乐以分散注意力。

（5）遵医嘱准确执行溶栓、抗凝血等疗法，并观察病情变化。

（6）必要时遵医嘱给予止痛药治疗。

2. 自理缺陷

（1）常用药品备于患者伸手可及之处，床旁备呼叫对讲器。

（2）主动关心帮助患者，协助其生活护理。

（3）对患者进行心理疏导，使其在接受治疗护理的同时，主动发挥自我护理的能力，做一些力所能及的事情。

3. 焦虑

（1）入院时热情接待患者，详细介绍环境、主管医务人员、同室病友和部分诊疗计划，消除焦虑不安心理。

（2）向患者解释疼痛的原因，稳定其情绪，取得患者及其家属的配合。

（3）在患者接受各项检查和治疗前做耐心解释，使患者了解其意义并积极配合。

（4）耐心倾听患者诉说焦虑的原因，主动介绍疾病相关知识，使其了解医院新技术、先进设备及手术成功率，必要时找治疗效果好的患者现身说法，增强其信心。

（5）每天定时、定位测量患肢周径，将肿胀逐步消退的信息反馈给患者，增强其信心。

（6）术后继续给予患者及其家属心理上的支持，详细解释术后注意事项，使其身心放松，配合治疗。

4. 有皮肤完整性受损的危险

（1）定时变换体位，保持皮肤清洁干燥，注意保护患肢皮肤。

（2）保持床单的平整、干燥、清洁，减少刺激皮肤的不良因素。

（3）经常按摩受压处的皮肤，以促进局部血液循环；禁止按摩患肢。

（4）急性期协助患者适当活动患肢，促进下肢静脉的血液回流。

5. 潜在并发症：溃疡和感染

（1）接触患者前后洗手，防止交叉感染。

（2）进行各项治疗护理时，严格无菌技术操作。

（3）加强全身皮肤护理，保持皮肤的干燥、清洁，及时变换体位防止压力性损伤的发生。

（4）重点保护患肢肿胀皮肤，用温水清洁时动作轻柔，禁止使用刺激性消毒液；抬高患肢，注意保暖，床上活动时注意避免擦伤。

（5）保持床单的平整、干燥、清洁、无碎屑。

（6）遵医嘱使用抗生素并观察药物作用和不良反应。

（7）加强营养支持治疗，增强患者抗病能力。

6. 知识缺乏：缺乏预防本病发生的知识

（1）讲解疾病相关知识，使患者及其家属认识疾病的性质，积极配合治疗。

（2）主动与患者及其家属沟通，及时答疑解惑。

（3）加强指导，告知患者及其家属术后的注意事项。

7. 睡眠紊乱

（1）创造安静舒适的环境，减少一切不良刺激。

（2）做好心理护理，讲解本病的相关知识，使其放松心情，以愉快的心情接受治疗。

（3）卧床休息，抬高患肢，促进血液回流，减轻疼痛，必要时睡前遵医嘱应用止疼药。

（4）告诉患者睡前避免喝浓茶、咖啡等刺激性饮料，宜喝热牛奶、听轻音乐，使大脑放松，改善睡眠质量。

【健康指导】

1. 进行疾病治疗和护理相关知识宣教，如行手术则简明介绍手术及麻醉方式。

2. 告诫患者要绝对禁烟。

3. 摄入低脂、多纤维的饮食；保持大便通畅，避免因排便困难造成腹内压增高，影响下肢静脉血液回流。

4. 保护患肢，注意保暖，切勿赤足行走，避免外伤、着凉。鞋子必须合适，不穿高跟鞋，穿棉质或羊毛制的袜子，每天勤换袜子，预防真菌感染。

5. 平时应保持良好的姿势，避免久站、坐时双膝交叉过久，休息时抬高患肢。

6. 继续应用弹性绷带或弹力袜 1～3 个月。

7. 注意休息，避免劳累。

8. 定期复查，不适随时就诊。

任务十九　脑梗死护理常规

【病情观察要点】

1. 观察患者的生命体征、神志、精神状态、瞳孔大小、瞳孔反射、肌力、肌张力、腱反射等情况。

2. 有无头痛、呕吐、颈项强直、视乳头水肿等情况。

3. 有无下肢皮肤肿胀、疼痛、发红等情况。

4. 有无头晕、复视、站立不稳等情况。

【主要护理问题的护理措施】

1. 躯体活动障碍

（1）创造安静舒适的环境，减少一切不良刺激。

（2）做好心理护理，讲解本病的相关知识，使其放松心情，接受治疗。

（3）专人陪护，保证患者安全，床旁加床挡，防止患者坠床。

（4）协助生活护理（洗漱、饮水、服药、进食、排便等）。

（5）将常用物品放于患者易拿易取处。

（6）急性期稳定后，与患者和家属共同制订康复训练计划，尽早开展肢体按摩及被动肢体运动，促进神经功能的恢复，同时概述局部血液循环及营养状态。

2. 语言沟通障碍

（1）创造安静舒适的环境，减少一切不良刺激。

（2）做好心理护理，鼓励患者大声说话。

（3）鼓励家属和朋友多与患者交流，耐心、清楚地解答患者的问题，营造和谐的语言交流环境。

（4）协助生活护理，把手机、呼叫器等放于患者手边，注意观察患者的非语言信息，为患者提供字卡片、纸板、笔等。

（5）进行科学的语言康复训练，争取患者最大限度的配合，耐心指导患者，循序渐进。

3. 吞咽障碍

（1）密切观察患者病情，避免呛咳、窒息。

（2）给予糊状或流质饮食，小口、缓慢进食。

（3）必要时避免经口进食，采用鼻饲进食，注意留置胃管卫生，每日鼻饲前检查胃管是否在胃内。

4. 焦虑

（1）指导患者认识到自己存在焦虑的情绪，并安慰其接受。

（2）介绍疾病的相关知识，介绍环境，多与患者交流，消除患者的陌生与紧张感，表达对患者的理解。

（3）鼓励患者用各种方式表达自己的感受，避免任何刺激和伤害患者的言行。

（4）耐心解答患者及家属提出的问题，重视患者情绪上的变化，及时进行心理疏导。

5. 潜在并发症：脑疝、颅内压升高

（1）密切观察患者病情变化，监测血压、瞳孔变化，注意有无头痛、恶心、呕吐，颈项强直等情况。

（2）倾听患者主诉。

（3）必要时遵医嘱应用脱水药物。

【健康指导】

1. 疾病知识指导 向患者和家属介绍本病的基本病因、主要危险因素（重点强调肥胖、吸烟和酗酒等不良生活方式）和危害，告知本病的早期症状和就诊时机，掌握本病的康复治疗知识和自我护理方法。说明积极控制血压、控制血糖、控制血脂，是防治脑梗死的重要环节。遵医嘱按时、按量服用药物，定期复查。

2. 康复指导 帮助患者和家属落实康复计划，康复时间长，鼓励患者树立信心。经常与康复师联系，及时调整训练方案，循序渐进，坚持锻炼，增强患者的自我照顾能力。

3. 生活指导 指导患者低盐、低脂、足量蛋白质和丰富维生素的清淡饮食，限制钠盐和甜食摄入，忌食油炸、辛辣刺激食物，戒烟、限酒，多食新鲜蔬菜、水果、谷类、鱼类等食物，营养均衡。

4. 预防复发 定期门诊复查，监测血压、血糖、血脂及心功能变化，适当运动，合理休息和娱乐；患者起床、起坐或低头系鞋带等体位变换时动作宜缓慢，转头不宜过猛过急，洗澡时间不宜过长，平日外出时有人陪伴，防止跌倒。当患者出现头晕、头痛，一侧肢体麻木无力、讲话吐词不清和进食呛咳、发热、外伤时，家属应及时协助就诊。

任务二十　脑出血护理常规

【病情观察要点】

1. 严密观察患者的生命体征、意识状态、瞳孔大小、瞳孔反射、肌力、肌张力、腱反射等情况，并详细记录。遵医嘱记录24小时液体出入量及大便情况，定期复查血清电解质水平。

2. 观察患者有无头痛以及头痛的部位、性质、强度、频率等，有无呕吐、颈项强直、视乳头水肿等情况。

3. 根据医嘱严密监测体温、血压、脉搏、呼吸变化，并记录。

4. 警惕上消化道出血及出血性休克：注意观察有无呕血、黑便，有无面色苍白、四肢湿冷、烦躁不安、血压下降、尿量减少等。

【主要护理问题的护理措施】

1. 急性意识障碍

（1）创造安静舒适的环境，室内光线宜暗，减少一切不良刺激。

（2）保持患者呼吸道通畅，给予有效供氧。

（3）专人陪护，保证患者安全，床旁加床挡，必要时使用约束带，防止患者坠床。

（4）评估并记录患者意识障碍的程度，定时测量生命体征，做好病情变化的记录。

2. 疼痛：头痛

（1）创造安静舒适的环境，尽量减少应激因素。

（2）嘱患者卧床休息，协助患者满足生活需要。

（3）对患者主诉疼痛立即给予反应，并采取相应的解决措施，遵医嘱给止疼药，评价止疼效果及副作用。

（4）指导患者分散注意力，适当按摩促进疼痛缓解。

（5）如疼痛不缓解或患者主诉疼痛较前明显变化，应及时报告医生。

3. 躯体活动障碍

（1）创造安静舒适的环境，减少一切不良刺激。

（2）做好心理护理，讲解本病的相关知识，使其放松心情，以愉快的心情接受治疗。

（3）专人陪护，保证患者安全，床旁加床挡，防止患者坠床。

（4）协助生活护理（洗漱、饮水、服药、进食、排便等）。

（5）将常用物品放于患者易拿易取处。

（6）急性期稳定后，与患者和家属共同制订康复训练计划，尽早开展肢体按摩及被动肢体运动，促进神经功能的恢复，同时关注局部血液循环及营养状态。

4. 语言沟通障碍

（1）创造安静舒适的环境，减少一切不良刺激。

（2）做好心理护理，鼓励患者大声说话。

（3）鼓励家属和朋友多与患者交流，耐心、清楚地解答患者的问题，营造和谐的语言交流环境。

（4）协助生活护理，把手机、呼叫器等放于患者手边，注意观察患者的非语言信息，为患者提供字卡片、纸板、笔等。

（5）进行科学的语言康复训练，争取患者最大限度的配合，耐心指导患者，循序渐进。

【健康指导】

1. 疾病知识指导　向患者和家属介绍本病的基本病因、主要危险因素（重点强调肥胖、吸烟和酗酒等不良生活方式）和危害，告知本病的早期症状和就诊时机，掌握本病的康复治疗知识和自我护理方法。说明预防脑出血的重要环节：控制血压、控制血糖、控制血脂，防止便秘，避免劳累、熬夜。遵医嘱按时、按量服用药物，定期复查。

2. 生活指导　指导患者采取健康的生活方式，戒烟、限酒，保持大便通畅，避免情绪激动，保证充足睡眠，适当运动，避免劳累。

（王　玮）

项目十八　临床护理常用评量工具

PPT

学习目标

知识目标：通过本项目的学习，掌握常见评估工具的内容以及评估方法；熟悉常见评估工具的适用人群；了解评估结果的临床意义。

技能目标：能运用评估量表进行系统的评估，全面了解患者的护理需求和潜在风险，为制订科学、有效的护理方案和个性化护理提供依据。

素质目标：通过本项目的学习，提升对患者全面、细致观察的能力，以及提高护理质量，保障患者安全、舒适的意识。

【Barthel 指数评定】

根据 Barthel 指数得分，将自理能力分为重度依赖、中度依赖、轻度依赖和无须依赖 4 个级别。

自理能力分级及得分范围

自理能力等级	Barthel 得分范围	需要照护程度
重度依赖	≤40 分	完全不能自理，全部需要他人照护
中度依赖	41~60 分	部分不能自理，大部分需要他人照护
轻度依赖	61~99 分	极少部分不能自理，少部分需他人照护
无须依赖	100 分	完全自理，无须他人照护

Barthel 指数评定细则

［进食］用合适的餐具将食物由容器送到口中，包括用筷子、勺子或叉子取食物、对碗/碟的把持、咀嚼、吞咽等过程。

10 分：可独立进食（在合理的时间内独立进食备好的食物）。

5 分：需部分帮助（前述某个步骤需要一定帮助）。

0 分：需极大帮助或完全依赖他人。

［洗澡］

5 分：准备好洗澡水后，可自己独立完成。

0 分：在洗澡过程中需他人帮助。

［修饰］洗脸、刷牙、梳头、刮脸等。

5 分：可独立完成。

0 分：需他人帮助。

［穿衣］穿/脱衣服、系扣子、拉拉链、穿/脱鞋袜、系鞋带等。

10 分：可独立完成。

5 分：需部分帮助（能自己穿或脱，但需他人帮助整理衣物、系扣子、拉拉链、系鞋带等）。

0 分：需极大帮助或完全依赖他人。

［大便控制］

10 分：可控制大便。

5 分：偶尔失控。

0 分：完全失控。

［小便控制］

10分：可控制小便。

5分：偶尔失控。

0分：完全失控。

［如厕］擦净、整理衣裤、冲水等。

10分：可独立完成。

5分：需部分帮助（需他人搀扶、需他人帮忙冲水或整理衣裤等）。

0分：需极大帮助或完全依赖他人。

［床椅转移］

15分：可独立完成。

10分：需部分帮助（需他人搀扶或使用拐杖）。

5分：需极大帮助（较大程度上依赖他人搀扶和帮助）。

0分：完全依赖他人。

［平地行走］

15分：可独立在平地上行走45米。

10分：需部分帮助（需他人搀扶，或使用拐杖、助行器等辅助用具）。

5分：需极大帮助（行走时较大程度上依赖他人搀扶，或坐在轮椅上自行在平地上移动）。

0分：完全依赖他人。

［上下楼梯］

10分：可独立上下楼梯。

5分：需部分帮助（需扶楼梯、他人搀扶，或使用拐杖等）。

0分：需极大帮助或完全依赖他人。

【静脉炎分级标准】

根据美国静脉输液护理学会静脉治疗护理实践标准（INS）2016年版

级别	临床分级标准
0	没有症状
1	穿刺部位发红，伴有或不伴有疼痛
2	穿刺部位疼痛，伴有发红和（或）水肿
3	穿刺部位疼痛伴有发红，条索状物形成，可触摸到条索状的静脉
4	穿刺部位疼痛伴有发红疼痛，条索状物形成，可触摸到条索状的静脉其长度>2.54cm，脓液流出

【压力性损伤风险评估】

［Norton 量表］

总分20分，<14分为中度危险；<12分为高度危险。

参数	身体状况				精神状况				活动能力				灵活程度				失禁情况			
结果	好	一般	不好	极差	思维敏捷	无动于衷	不合逻辑	昏迷	可以走路	帮助下可以走动	坐轮椅	卧床	行动自如	轻微受限	非常受限	不能活动	无失禁	偶有失禁	常常失禁	完全大小便失禁
分数	4	3	2	1	4	3	2	1	4	3	2	1	4	3	2	1	4	3	2	1

[Braden 量表]

总分 23 分，15 ~ 18 分为轻度危险；13 ~ 14 分为中度危险；10 ~ 12 分为高度危险；≤9 分为极度危险；≤12 分时，90 ~ 100% 可能发生压力性损伤。

项目	1 分	2 分	3 分	4 分
感觉	完全受限	非常受限	轻度受限	未受损
潮湿	持续潮湿	潮湿	有时潮湿	很少潮湿
活动能力	限制卧床	可以坐椅子	偶尔行走	经常行走
移动能力	完全无法移动	严重受限	轻度受限	未受限
营养	非常差	可能不足够	足够	非常好
摩擦力和剪切力	有问题	有潜在问题	无明显问题	

[Waterlow 量表（2005 年）]

总分 ≥10 分，提示患者有发生压力性损伤的危险。

体质指数（BMI）		皮肤类型		性别和年龄		营养筛查（MST）总分 >2 分 应给予营养评估/干预	
中等 BMI = 20 ~ 24.9	0 分	健康	0 分	男	1 分	是否存在体重减轻 是→B 否→C 不确定→C（记 2 分）	
		薄	1 分	女	2 分		
超过中等 BMI = 25 ~ 29.9	1 分	干燥	1 分	14 ~ 49	1 分	B 体重减轻程度	C 是否进食很差 或缺乏食欲
		水肿	1 分	50 ~ 64	2 分	0.5 ~ 5kg = 1 分	
肥胖 BMI > 30	2 分	潮湿	1 分	65 ~ 74	3 分	5 ~ 10kg = 2 分	否 = 0 分 是 = 1 分
		颜色差	2 分	75 ~ 80	4 分	10 ~ 15kg = 3 分	
低于中等 BM < 20	3 分	裂开/红斑	3 分	81 ~	5 分	>15kg = 4 分	
						不确定 = 2 分	

失禁情况		运动能力		组织营养不良		运动神经障碍			
完全控制	0 分	完全	0 分	恶病质	8 分	糖尿病/多发硬化症/心脑血管疾病	4 ~ 6 分	大剂量类固醇/细胞毒性药/抗毒素	4 分
偶失禁	1 分	躁动不安	1 分	多器官衰竭	8 分			外科/腰以下/脊椎手术	5 分
尿/便失禁	2 分	冷漠的	2 分	单器官衰竭	5 分				
		限制的	3 分	外周血管病	5 分	感觉受限	4 ~ 6 分	手术时间 >2 小时	5 分
尿、便失禁	3 分	迟钝	4 分	贫血（Hb < 80g/L）	2 分	偏瘫/截瘫	4 ~ 6 分	手术时间 >6 小时	8 分
		固定	5 分	吸烟	1 分				

【压力性损伤分期】

1 期：指压不变白、红斑，皮肤完整。

2 期：部分皮层缺失伴真皮层暴露，伤口床有活性、呈粉色或红色、湿润，也可表现为完整的或破损的浆液性水疱。

3 期：全层皮肤缺失，常常可见脂肪、肉芽组织和边缘内卷，可见腐肉和（或）焦痂。

4 期：全层皮肤和组织缺失，可见或可直接触及筋膜、肌肉、肌腱、韧带、软骨或骨头，常常会出现边缘内卷、窦道和（或）潜行。

深部组织损伤：完整或破损的局部皮肤出现持续指压不变白，深红色、栗色或紫色，或表皮分离呈现黑色的伤口床或充血水疱。

不可分期：全层皮肤和组织缺失，由于被腐肉和（或）焦痂掩盖，不能确认组织缺失的程度。

【跌倒评估量表】

［托马斯跌倒风险评估工具（STRATIFY）］

总分 5 分，≥2 分即定义为高危跌倒患者。

评估项目	评分标准	得分
1. 最近 1 年内或住院时发生过跌倒	否 =0　是 =1	
2. 意识欠清、无定向感、躁动不安（任一项）	否 =0　是 =1	
3. 主观视觉不佳，影响日常生活能力	否 =0　是 =1	
4. 需频繁上厕所（如尿频、腹泻）	否 =0　是 =1	
5. 活动无耐力，只能短暂站立，需协助或使用辅助器材才可下床	否 =0　是 =1	

【疼痛评估量表】

［数字疼痛分级量表］

数字评定量表（numerical rating scale，NRS））

数字 0~10，表示从无痛到最剧烈疼痛，由患者自己圈出一个数字，以表明患者疼痛的程度。

无痛：0 为轻度疼痛；1~3 为中度疼痛；4~6 为重度疼痛；7~10 为重度。

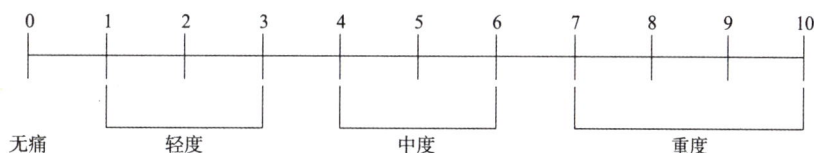

［面部表情疼痛评估法（FPS－R）］

面部表情疼痛评估法（Wong－Baker faces pain scale revision，FPS－R）

面部表情从无疼痛的笑脸（0 分）到最剧烈疼痛的哭脸（10 分），该量表适用于无法理解数字的儿童或老年患者。

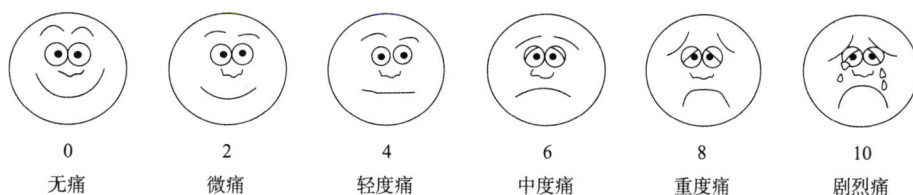

0	2	4	6	8	10
无痛	微痛	轻度痛	中度痛	重度痛	剧烈痛

【深静脉血栓形成（DVT）危险因素评估表】

［Wells 评分表］

双下肢均有症状的患者以症状严重的一侧进行评分。

总分为各项之和：≤0 为低度可能；1～2 分为中度可能；≥3 分为高度可能。

病史及临床表现	分值
肿瘤活动期（正接受治疗，在前 8 个月内接受治疗，接受姑息治疗）	1
偏瘫，轻瘫，最近实施下肢石膏固定	1
近期卧床≥3 天或近 12 周内接受大手术	1
沿深静脉走行的局部压痛	1
全小腿水肿	1
水肿侧小腿周径超过健侧 3cm 以上（胫骨下位 10cm）	1
DVT 既往史	1
患肢出现凹陷性水肿	1
出现浅静脉侧支（非静脉曲张）	1
与下肢 DVT 相近或类似的其他诊断	−2
总分/得分	7/（ ）

［手术患者静脉血栓栓塞症风险评估表（Caprini）］

低危 0～2 分，中危 3～4 分，高危≥5 分。

1 分	2 分	3 分	5 分
年龄 41～60 岁	年龄 61～74 岁	年龄≥75 岁	脑卒中（＜1 个月）
小手术	关节镜手术	VTE 病史	择期关节置换术
BMI＞25kg/m²	大型开放手术（＞45 分钟）	VTE 家族史	髋、骨盆或下肢骨折
下肢肿胀	腹腔镜手术（＞45 分钟）	凝血因子 VLeiden 突变	急性脊髓损伤
静脉曲张	恶性肿瘤	凝血酶原 G20210A 突变	
妊娠或产后	卧床（＞72 小时）	狼疮抗凝物阳性	
不明原因或习惯性流产史	石膏固定	抗心磷脂抗体阳性	
口服避孕药或激素替代疗法	中心静脉通路	同型半胱氨酸上升	
脓毒症（＜1 个月）		肝素诱导的血小板减少症	
严重肺病，包括肺炎（＜1 个月）			
肺功能异常			
急性心肌梗死			
充血性心力衰竭（＜1 个月）			
炎症性肠病病史			
卧床			

【肌力评估表】

级别	评定标准
0 级	肌肉无任何收缩（完全瘫痪）
1 级	肌肉可轻微收缩，但不能产生运动（不能活动关节）
2 级	肢体收缩可引起关节活动，但不能对抗地心引力，即不能抬起

续表

级别	评定标准
3 级	肢体能抵抗重力离开床面，但不能抵抗阻力
4 级	肢体能做抵抗阻力运动，但未达到正常
5 级	正常肌力

1. 选择合适的测试时机：锻炼后、疲劳时和饱餐后不宜做肌力测试。

2. 取得患者的理解与配合：测试前向患者说明，并做简单的预试活动。

3. 采取正确姿势和体位：近端肢体妥善固定，按标准摆放体位，防止替代动作。

4. 采取正确的检查顺序：检查评定时一般先做 3 级检查，能完成 3 级动作再进行 4 级、5 级检查，不能达到 3 级则做 2 级检查，不能达到再逐级下降检查。不必所有级别均进行检查评定，防止减少患者的体力消耗。

5. 正确施加阻力：在评定过程中，阻力应施加于肌肉附着的远端部位，施加的大小应持续而平稳，同时观察患者的反应，一旦发生不适应立即终止检查。

6. 肌力检查时应左右对比，不同个体肌肉力量的强弱差别较大，两侧对比较为客观。单侧肢体病变，应先健侧后患侧，在施加阻力大小，完成动作方面进行双侧比较。

7. 持续的等长收缩可使血压升高，心脏负荷加重，故高血压、心脏病等症状明显者慎做此检查；疼痛、骨折、关节活动严重受限、创伤未愈影响检查结果者，不适用该检查；中枢神经系统和损伤所致的痉挛性瘫痪不宜肌力评定。

8. 徒手肌力评定主要适用于肌肉本身、运动终板和下运动神经元疾患所引起的肌力变化（尤为肌力低下）的程度及范围。上运动神经元疾患（脑瘫、继发脑血管意外的偏瘫等）引起的肌力变化，除非完全迟缓阶段或肌肉功能已恢复到自主随意收缩，否则不宜采用徒手肌力检查。

9. 重复检查同一肌肉的最大收缩力量时，前后检查以间隔 2 分钟为宜。

10. 徒手肌力检查要求患者意识清醒，能够配合检查，患者不仅要有肌肉抵抗重力和阻力的表现，还要有关节全范围活动的体现。重复性差，属于主观定性测定。当肌力处于 4～5 级时很难区分，用来评估患者肌肉衰弱情况不准确，灵敏度低，不能用来评价远端肢体功能。

【Glasgow 昏迷评定量表】

评估项目	临床表现	得分
睁眼反应	自动睁眼	4 分
	呼之睁眼	3 分
	疼痛引起睁眼	2 分
	不睁眼	1 分
语言反应	定向正常	5 分
	应答错误	4 分
	言语错乱	3 分
	言语难辨	2 分
	无言语反应	1 分

续表

评估项目	临床表现	得分
运动反应	能按指令动作	6分
	对刺痛能定位	5分
	对刺痛能躲避	4分
	刺痛肢体屈曲反应	3分
	刺痛肢体过伸反应	2分
	无动作	1分

1. 总分15分，最低3分。昏迷程度以三者总分数来评估，得分越高意识状态越好。>14分属于正常状态，昏迷程度越重，昏迷指数越低，≤7分提示浅昏迷，3分提示深昏迷或预后极差。

2. 如因眼肿、骨折等不能睁眼，应以"C"（closed）表示；因气管插管或切开而无法正常发声，以"T"（tube）表示；平素有言语障碍史，以"D"（dysphasic）表示。

3. Glasgow昏迷评定量表是最早用于评估颅脑创伤意识障碍患者的昏迷量表，目前已被广泛推广。但是该量表还存在一些缺点，如气管插管患者不能进行语言项评分、不能反映脑干功能等，是否适用于所有类型意识障碍患者的评估目前还存在争议。

【住院患者营养风险筛查评估表】

[住院患者营养风险筛查 NRS-2002 评估表]

一、患者资料

姓名		床号		住院号	
性别		年龄		身高（cm）	
体重（kg）		体重指数（BMI）		血清白蛋白（g/L）	

临床诊断：

年龄：超过70岁者总分加1分。

二、疾病状态

疾病状态	分数
骨盆骨折、慢性疾病有并发症者（肝硬化、慢性阻塞性肺疾病、血液透析、糖尿病、一般肿瘤患者）	1
腹部大手术、脑卒中、重症肺炎、血液恶性肿瘤	2
颅脑损伤、骨髓抑制、加护患者（APACHE>10分）	3

三、营养状态

营养状况指标（单选）	分数
正常营养状态	0
3个月内体重丢失>5%，或最近1周进食量比正常需要量低25%~50%	1
2个月内体重丢失>5%，或BMI 18.5~20.5，或最近1周进食量比正常需要量低50%~75%	2
1个月内体重丢失>5%（或3个月体重下降15%），或BMI<18.5（或血清白蛋白<35g），或最近1周进食量比正常需要量低70%~100%	3

1. 总评分≥3分（或胸腔积液、腹腔积液、水肿且血清白蛋白<35g/L者）：表明患者有营养不

良或有营养风险，即应该使用营养支持。

2. 总评分 < 3 分：每周复查营养评定。以后复查的结果如果 ≥ 3 分，即进入营养支持程序。

3. 若患者计划进行腹部大手术，就在首次评定时按照新的分值（2 分）评分，并最终按新总评分决定是否需要营养支持（≥ 3 分）。

【失禁相关性皮炎评估量表】

[会阴部皮肤状况评估量表]

评估项目	分值		
	3	2	1
刺激物的强度 刺激物的形式及强度	水样便（有或无伴随尿液）	软便（有或无伴随尿液）	成形便（有或无伴随尿液）
刺激物的持续时间 皮肤暴露于刺激物的时间	护理垫更换频率：至少每2 小时更换	护理垫更换频率：至少每4 小时更换	护理垫更换频率：至少每8 小时更换
会阴部皮肤状况 皮肤完整性	脱皮/腐蚀（有或无皮炎）	红斑/皮炎（有或无念珠菌感染）	干净无损伤
相关影响因素（低蛋白、抗生素、管饲饮食、艰难梭状芽孢杆菌、其他）	影响因素 ≥ 3 个	影响因素 2 个	影响因素 ≤ 1 个

采用 Likert 3 点计分法，各部分评分从最佳至最差评为 1~3 分，总分 4~12 分，分数越高表示发生失禁性皮炎危险性越高。总分 4~6 分属于低危险人群；7~12 分属于高危险人群。

[皮肤状况评分量表]

评估项目	分值				
	0	1	2	3	4
破损范围	无	小范围 < 20cm²	中等范围 20~50cm²	大范围 ≥ 50cm²	
皮肤颜色	无发红	轻度发红，斑点外观不均匀	中度发红，严重点状，但外表不均匀	严重发红	
糜烂程度	无	轻度糜烂，侵犯表皮	中度糜烂，表皮及真皮伴或不伴有少量渗出	严重糜烂，真皮层少量或无渗出	表皮及真皮重度糜烂，合并中等量渗出

此表发表于 1996 年，由 Kennedy 编制而后经过汉化，主要针对失禁相关性皮炎皮肤状况分类，进行严重等级的评估，分数越高则皮肤损伤越严重。

（王宇霞）

项目十九　临床常用化验项目及参考值

PPT

　　知识目标：通过本项目的学习，掌握临床常用化验项目的意义；熟悉各项化验的正常参考范围；了解异常结果的临床意义。

　　技能目标：具备综合分析多项化验结果的能力，并能根据患者情况进行健康教育。

　　素质目标：通过本项目的学习，树立以患者为中心的服务理念，具备积极向上的世界观，提高沟通、合作、应变及评判性思维能力。

表 19 – 1　血常规

英文名	中文名	参考值	单位
WBC	白细胞计数	3.5~9.5	$\times 10^9/L$
RBC	红细胞计数	男：4.3~5.8 女：3.8~5.1	$\times 10^{12}/L$
HGB	血红蛋白	男：130~175 女：115~150	g/L
PLT	血小板计数	125~350	$\times 10^9/L$
NEU	中性粒细胞百分比	40~75	%
LYM	淋巴细胞百分比	20~50	%
MON	单核细胞百分比	3.0~10.0	%
EOS	嗜酸性粒细胞百分比	0.4~8	%
BAS	嗜碱性粒细胞百分比	0~1	%
NEUT	中性粒细胞绝对值	1.8~6.3	$\times 10^9/L$
LYMPH	淋巴细胞绝对值	1.1~3.2	$\times 10^9/L$
MONO	单核细胞绝对值	0.1~0.6	$\times 10^9/L$
EO	嗜酸性粒细胞绝对值	0.02~0.52	$\times 10^9/L$
BASO	嗜碱性粒细胞绝对值	0~0.06	$\times 10^9/L$
HCT	红细胞压积	男：0.40~0.50 女：0.35~0.45	L/L
MCV	红细胞平均体积	82~100	fl
MCH	红细胞平均血红蛋白含量	27~34	pg
MCHC	红细胞平均血红蛋白浓度	316~354	g/L

表 19 – 2　尿常规

英文名	中文名	参考值	单位
GLU	尿葡萄糖	阴性（–）	
NIT	尿亚硝酸盐	阴性（–）	
KET	尿酮体	阴性（–）	
SG	尿比重	1.005~1.030	
BLD	尿潜血	阴性（–）	

续表

英文名	中文名	参考值	单位
PH	尿酸碱度	4.6~8.0	
PRO	尿白蛋白	阴性（-）	
UBG	尿胆原	弱阳性（Normal）	
BIL	尿胆红素	阴性（-）	
LET	尿白细胞酯酶	阴性（-）	
VC	维生素C	0~0.5	mmol/L
RBC	红细胞	0~3	个/HP
WBC	白细胞	0~5	个/HP
	鳞状上皮细胞	3~5	个/HP
	病理管型	0~1	个/HP
	酵母样菌	0	个/HP

表19-3　大便常规

英文名	中文名	参考值	单位
	颜色		
	性状		
RBC	红细胞	0	/HP
WBC	白细胞	0	/HP
	虫卵	0	/HP
	其他		/HP
	潜血试验（化学法）	阴性（-）	
	潜血试验（免疫法）	阴性（-）	

表19-4　凝血功能

英文名	中文名	参考值	单位
PT	凝血酶原时间	9.4~12.5	秒
PT-INR	凝血酶原国际标准化比值	0.8~1.2	
TT	凝血酶时间	13.0~25.0	秒
APTT	活化部分凝血活酶时间	25.1~36.5	秒
FIB	纤维蛋白原	2.0~4.00	g/L
D-Dimer	D-二聚体	0.0~1.0	mg/L

表19-5　生化全项

英文名	中文名	参考值	单位
ALT	谷丙转氨酶	5~40	U/L
AST	谷草转氨酶	8~40	U/L
S/L	S/L	0.8~1.5	
GGT	γ-谷氨酰转肽酶	10~60	U/L
ALP	碱性磷酸酶	45~125	U/L
TP	总蛋白	65~85	g/L
ALB	白蛋白	40~55	g/L
GLO	球蛋白	20~40	g/L

续表

英文名	中文名	参考值	单位
A/G	白球比	1.2 ~ 2.4	
TBIL	总胆红素	3.4 ~ 17.1	μmol/L
GR	谷胱甘肽还原酶	33 ~ 73	U/L
LPS	脂肪酶	1 ~ 60	U/L
DBIL	直接胆红素	0 ~ 3.4	μmol/L
IBIL	间接胆红素	1.7 ~ 10.2	μmol/L
PA	前白蛋白	0.25 ~ 0.4	g/L
TBA	总胆汁酸	0 ~ 9.67	μmol/L
Urea	尿素	2.9 ~ 8.2	mmol/L
CR	肌酐	59 ~ 104	μmol/L
UA	尿酸	208 ~ 428	μmol/L
β2 – MG	β^2 – 微球蛋白	1.3 ~ 2.7	mg/L
CYC – C	胱抑素 C	0.54 ~ 1.5	mg/L
GLU	葡萄糖	3.9 ~ 6.1	mmol/L
CK	肌酸激酶	38 ~ 174	U/L
CK – MB	肌酸激酶同工酶	0 ~ 5	ng/L
LDH	乳酸脱氢酶	109 ~ 245	U/L
α – HBDH	α – 羟丁酸脱氢酶	72 ~ 182	U/L
AMY	淀粉酶	0 ~ 220	U/L
CHE	胆碱酯酶	5000 ~ 12000	U/L
Fe	铁	11 ~ 30	μmol/L
K	钾	3.5 ~ 5.3	mmol/L
Na	钠	137 ~ 147	mmol/L
CL	氯	99 ~ 110	mmol/L
Ca	钙	2.03 ~ 2.54	mmol/L
P	磷	0.9 ~ 1.34	mmol/L
CO_2CP	二氧化碳结合力	23 ~ 29	mmol/L
TCH	总胆固醇	2.1 ~ 5.2	mmol/L
TG	甘油三酯	0.3 ~ 1.7	mmol/L
HDL – C	高密度脂蛋白胆固醇	男：1.16 ~ 1.42 女：1.29 ~ 1.55	mmol/L
LDL – C	低密度脂蛋白胆固醇	2.0 ~ 3.12	mmol/L
sdLDL	小而密低密度脂蛋白胆固醇	0.25 ~ 1.17	mmol/L
ApoA – Ⅰ	载脂蛋白 A Ⅰ	1 ~ 1.6	g/L
ApoB	载脂蛋白 B	0.6 ~ 1.2	g/L
Hcy	同型半胱氨酸	0 ~ 20	μmol/L
HbAlc	糖化血红蛋白	4.0 ~ 6.5	%

表 19 – 6　梅毒 + 病毒血清学

英文名	中文名	参考值	单位
HBsAg	乙肝表面抗原	>0.05 阳性	IU/ml
HBsAb	乙肝表面抗体	>10 阳性	mIU/ml
HBeAg	乙肝 e 抗原	>0.1 阳性	IU/ml
HBeAb	乙肝 e 抗体	>0.15 阳性	PEIU/ml
HBcAb	乙肝核心抗体	>1.5 阳性	PEIU/ml
HCVAb	丙型肝炎病毒抗体	>1 阳性	S/CO
HIV	人类免疫缺陷病毒抗体	>1 阳性	S/CO
TP	梅毒螺旋体抗体	>1 阳性	S/CO
HBV – DNA	乙型肝炎病毒 DNA 定量	<2.00E +01	IU/ml

表 19 – 7　血气分析

英文名	中文名	参考值	单位
TEMP	温度		℃
FIO_2	吸氧浓度		%
pH		7.35 ~ 7.45	
PCO_2	二氧化碳分压	35 ~ 45	mmHg
PO_2	氧分压	80 ~ 100	mmHg
HCO_3^-	碳酸氢根	22.0 ~ 25.0	mmol/L
TCO_2	二氧化碳总量	24 ~ 32	mmol/L
BE（B）	剩余碱	– 3 ~ + 3	mmol/L
SaO_2	氧饱和度	95 ~ 98	%

表 19 – 8　游离甲状腺功能

英文名	中文名	参考值	单位
FT_3	游离三碘甲状腺原氨酸	3.5 ~ 6.5	pmol/L
FT_4	游离甲状腺素	11.5 ~ 23.5	pmol/L
TSH	促甲状腺素	0.3 ~ 5.0	μIU/ml

表 19 – 9　防癌（男） + 肺标记物

英文名	中文名	参考值	单位
AFP	甲胎蛋白	0 ~ 20	ng/ml
Fer	铁蛋白	21.8 ~ 274.6	ng/ml
CEA	癌胚抗原	0 ~ 5	ng/ml
CA19 – 9	糖链抗原 19 – 9	0 ~ 37	U/ml
CA242	糖链抗原 242	0 ~ 20	U/ml
T – PSA	前列腺特异性抗原	0 ~ 4	ng/ml
NSE	神经原烯醇化酶	0 ~ 16.3	μg/L
CYFRA 21 – 1	细胞角蛋白 19 片段	0 ~ 3.3	ng/ml
SCC	鳞状细胞癌抗原	0 ~ 1.5	μg/L

表 19 – 10   肿瘤全项（女）

英文名	中文名	参考值	单位
AFP	甲胎蛋白	0 ~ 20	ng/ml
Fer	铁蛋白	4. 6 ~ 204	ng/ml
CEA	癌胚抗原	0 ~ 5	ng/ml
CA19 – 9	糖链抗原 19 – 9	0 ~ 37	U/ml
CA242	糖链抗原 242	0 ~ 20	U/ml
CA153	糖链抗原 153	0 ~ 30	U/ml
HE 4	人附睾上皮分泌蛋白 4	< 150	PM

（孟英涛）

参考文献

［1］ 尤黎明，吴瑛 . 内科护理学 ［M］. 7 版 . 北京：人民卫生出版社，2022.

［2］ 李乐之，路潜 . 外科护理学 ［M］. 7 版 . 北京：人民卫生出版社，2021.

［3］ 李小妹，冯先琼 . 护理学导论 ［M］. 5 版 . 北京：人民卫生出版社，2021.

［4］ 孔北华，马丁，段涛 . 妇产科学 ［M］. 10 版 . 北京：人民卫生出版社，2024.

［5］ 罗先武，王冉 . 2024 全国护士执业资格考试轻松过 ［M］. 北京：人民卫生出版社，2024.

［6］ 陈孝平，汪建平 . 外科学 ［M］. 9 版 . 北京：人民卫生出版社，2018.

［7］ 葛均波，徐永健 . 内科学 ［M］. 9 版 . 北京：人民卫生出版社，2018.

［8］ 朱颖，张晖 . 内科护理查房案例分析 ［M］. 北京：中国医药科技出版社，2019.

［9］ 陶红，张伟英 . 外科护理查房 ［M］. 2 版 . 上海：上海科学技术出版社，2016.

［10］ 中国抗癌协会乳腺癌专业委员会，中华医学会肿瘤学分会乳腺肿瘤学组 . 中国抗癌协会乳腺癌诊治指南与规范（2024 年版）［J］. 中国癌症杂志，2023，33（12）：1092 - 1187.

［11］ 李佳霖，李常青，于海波，等 . 心脏再同步化治疗方法应用现状与进展 ［J］. 心血管病学进展，2023，44（12）：1065 - 1068.